国家中医药管理局"十二五"重点培育学科"中医文化学"资助

《麟凤呈祥秘书》校释

主　编：王志红

主　审：段　乾

副主编：夏　婧　段润章　王　寅

编　委：张博昊　刘晓培　汪　剑

科学出版社

北　京

内 容 简 介

《麟凤呈祥秘书》一书从大理书画市场所得，因该书第二页"麟凤呈祥秘书"判断，封面应为"麟凤呈祥"四字。故书名定为《麟凤呈祥秘书》。该书内容主要涉及中医妇科。全书分为种子、调养经水、经闭成痨论、崩漏论、带下论、胎前门、妊娠论、小产论、产后论、妇科杂症、医学入门、瘟疫、万病单方等14章。该书经图书馆及相关专家查询，未见刊行，目前可以认为是一本孤本，初步判断为晚清时期著作，具有较大的研究价值。于是自组团队，进行点校研究后分为13卷。经过三年的反复研讨，终成今日之果。

本书可供中医妇科或相关研究人员参考阅读。

图书在版编目(CIP)数据

《麟凤呈祥秘书》校释 / 王志红主编. —北京：科学出版社，2018.1
　ISBN 978 - 7 - 03 - 054461 - 2

　Ⅰ. ①麟… Ⅱ. ①王… Ⅲ. ①中医妇产科学－中医临床－经验－中国－清代 Ⅳ. ①R271

中国版本图书馆 CIP 数据核字(2017)第 222048 号

责任编辑：黄金花
责任印制：谭宏宇 / 封面设计：殷 靓

斜 学 虫 版 社 出版

北京东黄城根北街 16 号
邮政编码：100717
http://www.sciencep.com

南京展望文化发展有限公司排版
北京虎彩文化传播有限公司印刷
科学出版社发行 各地新华书店经销

*

2018 年 1 月第 一 版　开本：B5(720×1000)
2019 年 10 月第三次印刷　印张：10 3/4
字数：174 000
定价：40.00 元
（如有印装质量问题，我社负责调换）

序

中华医药源远流长，中医药典籍汗牛充栋。这些古籍是历代医家心血与智慧的结晶，是中国传统医药 2 000 多年来薪火相传的重要载体。它们不仅是人类重要的知识宝库，还凝聚着中华民族特有的精神价值和生命情感，反映着东方人特有的思维方法，记录着在中医药发展的不同历史时期医学家们宝贵的诊疗经验。所以，保护、整理中医古籍，让更多的人学习它、利用它，不仅对于中医药学术的传承具有重要的历史价值，更是我们弘扬优秀传统文化，创新和发展中医药的基础。

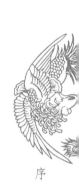

序

3 年前，同窗好友段乾在大理书画市场得到一批古籍，邀我前去欣赏。在一堆或残或全、较旧或更旧的古籍中，发现了一本无名小册子，原书为线装手抄本，开面大小为 21 cm（高）×12.5 cm（宽），厚 1.5 cm，共 130 页。书皮深蓝色，内为宣纸，从右至左由毛笔竖行书写而成，无固定行距及字数格式。封面破旧，隐约可见左上方为书名，但字迹模糊，难以辨认。根据该书第二页"麟凤呈祥秘书"判断，封面应为"麟凤呈祥"四字。因此将书名定为《麟凤呈祥秘书》。其内容主要涉及中医妇科。全书分为种子、调养经水、经闭成痨论、崩漏论、带下论、胎前门、娠妊论、小产论、产后论、妇科杂症、医学入门、瘟疫、万病单方等 14 章。然该书体例结构不完整，未见序言、目录，且作者及年代书中均未提及。初看发现分类清晰，论证严谨，经验独到，具有较高的学术价值。意欲带回进一步研究，段兄欣然允诺。经图书馆及相关专家查询，该书未见刊行，目前可以认为是一本孤本，初步判断为晚清时期著作，具有较大的研究价值。于是自组团队，进行点校研究后分为13卷。经过三年的反复研讨，终成今日之果。幸得书法家张诚先生题写书名，画家顾德智先生为封面插画，在此，深表谢意！

由于原书为手抄本，字迹有多处残破不全或模糊难辨，加之编者学识水平有限，诸多方面尚未臻完善。希望各位同道及读者不吝赐教！

王志红

2017 年仲春

《麟凤呈祥秘书》校释

校注
说明

《麟凤呈祥秘书》于 2013 年出现于大理市字画市场，后经辗转交予作者手中，得以研究。该书内容以中医妇科为主体，经图书馆及相关专家查询，该书未见刊行，目前可以认为是一本孤本，具有较大的研究价值。

原书是一线装手抄本，开本大小为 21 cm（高）×12.5 cm（宽），厚 1.5 cm，共 130 页。书皮深蓝色，内为宣纸，从右至左由毛笔竖行书写而成，无固定行距及字数格式。封面破旧，隐约可见左上方为书名，但字迹模糊，难以辨认。根据该书第二页"麟凤呈祥秘书"可判断封面应为"麟凤呈祥"四字，因此将书名定为《麟凤呈祥秘书》。书中发现五个朱色阳文印章：第一页页眉处左右有两个"怀德堂"竖型印章，中间为一个手拿"赐福"联的天官印像，下面是一个"怀德堂杨"的方形印章；第二页书名下盖有一个印章，字体古朴异形，请相关专家鉴定后认为是"李□标印"。所以初步推测该书作者为李□标，后为某药堂藏书，该药堂堂主可能姓杨。

该书按妇女经、带、胎、产之生理、病理特点进行编写校对，全书分为种子、调养经水、经闭成痨论、崩漏论、带下论、胎前门、娠妊论、小产论、产后论、妇科杂症、医学入门、瘟疫、万病单方等 14 章，计 3 万余字。然该书体例结构不完整，未见序言、目录，且作者、年代书中并未提及，因此考证难度较大。就书中文字、内容及行文风格来看，初步判断该书为晚清时期著作。

此次整理具体校注方法如下。

1. 原书无目录，今依一般体例将原书按次序依次，作"十三卷"，并出校记说明；

2. 原书为繁体竖排，今改为简体横排；

3. 原书只有断句，今以原书朱笔断句为基础，加上现代标点；

4. 原文中"右为细末""右四味为末"之类的"右"字，按横排本要求，一律改作"上"字，不出校记；

5. 原书中的繁体字、异体字、古今字改为规范简化字、正字、今字，不另出校记；

6. 凡原书中的通假字，一律保留，并出校记说明；

7. 凡原书中出现的明显错字、别字，予以径改，不出校记；

8. 原书药名异写字，如"半下""人乡"径改为当前通行写法"半夏""人参"，不出校记；

9. 原书简写，如"连^黄芩""一妇人经水过^涩多四物加^{葵花}_{黄芩}^{红花}_{白术}""点、滴、"等，均予以补充完整为"黄连黄芩""一妇人经水过涩，四物加葵花红花；一妇人经水过多，四物加黄芩白术。""点点滴滴"，不另出校记；

10. 凡原书中的缺文，不知所缺何字，可确知其空缺字数的，用空缺号"□"表示，一个"□"表示缺漏一字；不能确知其空缺字数的，用不定虚缺号"■"表示；据文献可以知其空缺文字的，出校记予以补充说明；

11. 对书中少量难字、冷僻字词，于校注中加以注音和解释；

12. 凡原书引用中医经典与今本字句有较大不同者，据今通行本校正，并出校注；

13. 原文中"种男种女之月年"一章，其内容充满神秘之色彩，故不做校注，已删除；

14. 从吴承洛所著《中国度量衡史》[吴承洛.中国度量衡史.上海：上海三联书店，2014.3.(民国沪上初版书.复制版)]看，"自来我国言度量衡者，概托始于黄钟，黄钟为六律之首。自度量衡之事既兴，黄帝始为度量衡之制……"但因各种原因，在国际标准出台之前，不同时期或相同时期的不同地方，其度量衡并不统一。而本书作者的生活年代及地区无法最终确定，所以，书中药物的剂量单位"两""钱"折合今之多少克？我们无法给出确切答案。但据全国中医药行业高等教育"十三五"规划教材/全国高等中医药院校规划教材《临床中药学》介绍："自明清以来，我国普遍采用16进位制的市制计量方法，即1市斤＝16两＝160钱……为了处方和调剂计算方便，按规定以如下的近似值进行换算。1市两＝30克，1钱＝3克，1分＝0.3克，1厘＝0.03克"(周祯祥，唐德才.临床中药学.北京：中国中医药出版社，2016.9.)可供参考。一并说明，不出校注；

15. 本书在计量标示时，多处出现量词全面无数词，如"两二钱"，应该是省略了数词"一"，即应该是"一两二钱"。凡量词前面无数词，均可看成省略了"一"，一并说明，不出校注；

16. 本书有部分神秘色彩的内容，已删除。不作校注。

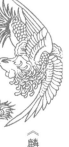

目录

《麟凤呈祥秘书》校释

上篇 《麟凤呈祥秘书》校注

卷一　种　子[1]

　　凡妇人月信，行后七日之内，子宫开矣。前三日，血正行，不可种子。后三日，血尽经来，色如淡淡桃花，正调和纳精之候也，阴阳一合，必然孕育。但阳主施，阴主受，男精女血，一有不调，如天地阴阳不和，则万物不生。故《易》谓"天一生水"，取"生"意也，因名"经水"。女年十四，骨肉长成，其宫注处，如节之苞，如卵之化，气盛血满，天癸自降，谓之"行经"。一月一至，受胎始闭，结为衣胞，生一胎，去一节，多寡各有成数，多者□[2]多，少者子少。其■对，如□[3]期乃来，谓之不及。未期先来，谓之太过。或虽依期，■紫黑者，如烟尘水者，或如冷水淡黄者，均□调和。■胎即有胎，亦未必寿也。且男子有精冷、滑精、精□[4]、□[5]寡■亦如之，故必用药，将冷者温之，滑者固之，涩者通之，□寡■无数者之病，则精壮血周，受胎必固。此燮[6]理功夫，药■，□[7]育成男，右育成女。盖阴血后至，阳精先来，阴包阳□□□；□□□□[8]，阳精后来，阳包阴则成男，阴阳之理确矣。所以欲■保精不可妄动，试观飞禽抱卵，□兽怀胎，尚有节□□□□□□凡男女另宿，一旦交欢，情趣倍浓，孕育自易。

　　诀曰：女□□[9]无穷，先令情意浓，徐徐方可胜，一战便成功。其中有采取功夫，难形纸笔，大略神游物外，对景忘情。候其快乐之极，唇舌俱冷，琴弦滑泽，方可着力图之也。

　　又诀曰：三十辰时两日半，二十八九君须算，落红将尽是佳期，经水过时，

---

　　[1] 种子：本卷原无标题，今按内容添加。
　　[2] □：原不清，据文意，疑为"子"。
　　[3] □：原字缺，据文意，疑为"过"。
　　[4] □：原字缺，据文意，疑为"涩"。
　　[5] □：原字缺，据文意，疑为"精"。
　　[6] 燮（xiè 谢）：古同"爕"，谐和、调和。燮理：协和治理。《书·周官》："立太师、太傅、太保，兹惟三公，论道经邦，燮理阴阳。"
　　[7] □：原字缺，据文意，疑为"左"。
　　[8] □□□；□□□：原字缺，据文意，疑为"则成女；阴血先至"。
　　[9] □□：原字缺，据（明）邓希贤《紫金光耀大仙修真演义》："仙歌曰：'女人兴无穷，先令情意浓。徐徐方与战，上将必成功。'"疑为"人兴"。

徒霍徒、乱霍乱,枉用工,树头树尾觅残红,解得花开方结子,何愁丹桂不成丛[1]。

从行经,时莫迟,到二十九个时辰上,是两日半矣。此时男女情投,酒须半饮,忌生冷物莫用。临时取门符纸,烧在酒内,与女人服之,然后交合,毕则令女人左侧身,熟卧勿动。

壬子丸

治子宫久冷不孕者。

白及、吴茱萸、白茯苓、白蔹、秦归(酒洗)各一两,陈皮二两,牛膝两半(去芦),乳香、细辛、厚朴(姜炒)各五钱,没药、人参各三钱,白附子三大个(面煨),石菖蒲(□[2]毛,酒洗)四两。

共为细末,取壬子日,炼蜜丸,梧桐子大,空心,盐汤或热酒服十五丸。男服壮阳补肾,女服调经养血。须另宿,忌葱、蒜(及)牛、羊、犬、马自死等物,并三日,戒大怒、大饱、劳苦诸事。初服觉热,须□食滋补,久便不觉□□,且于三日前,先服四物汤一剂,七七皆然,虽老夫妇且见功,大是□□。

卷二 调养经水[3]

凡治妇人诸病,专以四物汤为主,随症加减。先须顺气,然后调经,又必保摄咸宜,何恙之有。

四物汤

当归(酒洗)一钱,白芍(炒)二钱,川芎(酒洗)一钱,地黄(酒蒸)一钱。

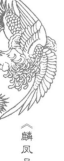

---

[1] 又诀曰……不成丛:本条可参考(明)陈文治《广嗣诀》云:"三十时辰两日半,二十八九君须算,落红满地是佳期,金水过时从霍乱,霍乱之时枉费功,树头树底觅残红。但解开花能结子,何愁丹桂不成丛。"

[2] □:原不清,据字形,疑为"去"。

[3] 调养经水:本卷原无标题,今按后文"调养经水终"添加。

姜引。

一妇人经水不调，时前时后，或多或少，加白术、茯苓、香附、黄芩、丹皮[1]、甘草；胀痛，加玄胡、桃仁、红花；痛甚，加五灵脂、没药；血过多，加艾叶、阿胶，姜引。一方加香附、茯皮[2]、肉苁蓉、粉草[3]、茱萸、紫荆皮[4]、条芩[5]，姜、枣引，经行期服三五剂即□□。

一妇人经水先期而来者，血热也，加川连、川柏[6]、知母、条芩、栀子、丹皮、莲房和之。又方有香附、甘草、青皮、比艾[7]、阿胶，无丹皮、栀子、莲房。又云将来作痛，加玄胡、丹皮、枳壳。

一妇人经水先期而来，紫黑成片，其体瘦有火，加黄芩、黄连、地榆、荆芥、香附、乌药、甘草。

一妇人经水过期而来者，血少也，皆因血气虚弱，虽人肥而血不足也，加人参、黄芪、白术、天冬、五味[8]；有痰，加南星、半夏。

一妇人经水过期而来，紫色有块，亦血热也，必作疼痛，加香附。又法加黄芩；有气，加木香。一法加桃仁、红花、丹皮、青皮、香附、玄胡、甘草。

一妇人过期而来，色淡者，痰多也，合枳橘二陈。又有过期不来作痛者，血虚有寒也，加桃仁、红花、玄胡、莪术、香附、甘草、肉桂；热者，去桂。

一妇人过期，先痛后行，乃血虚气滞也，加玄胡、枳壳、卜籽[9]、莪术、土乌药、小茴[10]、条芩、青皮。姜引。

八珍益母丸

治一切月经不调，血气两虚，久不受孕。服此半月，可以正经，可以受孕。

人参一两，白术四两（饭上蒸），白苓[11]三两，归身四两，白芍二两（盐炒），

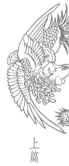

上篇　《麟凤呈祥秘书》校注

---

[1] 丹皮：牡丹皮。
[2] 茯皮：茯苓皮。
[3] 粉草：粉甘草，指质量好的甘草。
[4] 紫荆皮：为豆科植物紫荆的树皮。性平，味苦，有活血、通淋、解毒之功。
[5] 条芩：黄芩的一种，子芩的异名。（明）李时珍《本草纲目·草二·黄芩》（释名）："子芩乃新根，多内实，即今所谓条芩。"
[6] 川连、川柏：川黄连、川黄柏。
[7] 比艾：据文意，疑为"艾叶"。
[8] 五味：五味子。
[9] 卜籽：莱菔子。
[10] 小茴：小茴香。
[11] 白苓：白茯苓，又称茯苓。

熟地四两（酒蒸），川芎二两，木香一两，砂仁二钱，益母一斤（不见铁），甘草二两。

蜜为丸，每百丸，空心，酒下。

一妇人经水将来作痛，或色黑者，血实气滞也，加桃仁、黄连、香附、木香、红花、玄胡、丹皮；潮[1]，加柴胡、黄芩；渴，加花粉[2]、麦冬。或加枳壳、莪术、小茴、土乌[3]、青皮。

经水过后作痛者，虚中有热也，宜八物汤，加黄连、栀子、知母。

一妇人经行腰痛，小腹痛闷者，气血被郁也，有瘀血，加红花、桃仁、莪□[4]、■、香附、木香、枳壳；有热，加柴、芩[5]；久热，加地骨[6]、麦冬。又有经■以致心腹胁尽痛，以前药加柴胡。

一妇人经水不止者，久必成崩漏，加黄连、莲房[7]、棕灰[8]、木[9]叶。一方加阿胶、地榆、芥穗[10]；肚痛，加香附、乌药；久者，用八物汤加升麻提之。

一妇人经不行者，久必成癥瘕，加桃仁、红花、香附、蒲黄、丹皮、泽兰、肉桂；体瘦，加人参、黄芪、白术。

一妇人行经失调，心腹胀满，恶寒发热，遍身疼痛者，感冒也，加柴、芩、羌[11]、芷[12]、香附、甘草、生姜引；咳，加枳实、桔梗、杏仁、陈皮；痰，加花粉、半夏；呕，加藿香、砂仁；渴，加知母、麦冬；寒，加干葛、肉桂；胀，加厚朴；泄，加木瓜；四肢冷、恶寒，加附子；心神恍惚，加茯神、远志、枣仁[13]；气攻痛，加玄胡、桃仁；块，加三棱、莪术。

一妇人经不调，潮热咳嗽，似痰火，专用逍遥散，煨姜引；肚腹痛，加丹皮、吴萸、炒黄连，名加味逍遥散，治男女郁证通用。

一妇人经久不行，发肿，乃瘀血渗入脾经，专用当归、川芎、白芍、桃仁、红

---

[1] 潮：据文意，疑为"潮热"之意。
[2] 花粉：天花粉。
[3] 土乌：据上文，为土乌药。
[4] □：原不清，据文意，疑为"术"。
[5] 柴、芩：柴胡、黄芩。
[6] 地骨：地骨皮。
[7] 莲房：为睡莲科植物莲的干燥花托。性温，味苦、涩，有化瘀止血之功。
[8] 棕灰：棕榈炭。
[9] 木：本字右侧用朱色毛笔补充"百"字，即"侧柏叶"。
[10] 芥穗：荆芥穗。
[11] 羌：羌活。
[12] 芷：白芷。
[13] 枣仁：酸枣仁。

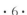

花、丹皮、干姜、肉桂、枳壳、厚朴、木香、香附、玄胡、牛膝。

一妇人经久不行,腹胁有块作痛,乃血结癥瘕,专用当归、川芎、砂仁、木香、小茴、乳香、香附、牛膝、玄胡、肉桂、枳壳、厚朴、丹皮、桃仁、红花。

一妇人经水过多,四物加黄芩、白术;一妇人经水过涩,四物加葵花、红花。

一妇人经行痛不忍者,割经也,四物加行气行血之药,制有手拈破积散甚妙:归尾、生地、白芍、小芎[1]、枳壳、桔梗、广皮[2]、丹皮、苏木、红花、蒲黄、桃仁、莪术、甘草、香附、木香,枣引,酒水煎。专用陈皮、甘草、香附、蒲黄、丹皮、枳实、桔梗、红花、苏木、桃仁、枣仁、木香。又一方用当归、川芎、白芍、赤芍、白术、玄胡、香附、条芩、陈皮、牛膝、茯苓、茯皮、胆草[3]、丹皮、甘草、续断、红花、乌足乌豆(暖血),姜、枣引。(乌豆即黑豆也。)

一妇人经从口鼻而来者,倒经也。上高游方,专治倒经、吐血、衄血。初宜调其标,当归、川芎、生地、赤芍、黄芩、黄连、知母、桔梗、栀子、麦冬、杏仁、枳实、柏叶、茅根[4],姜、枣引,磨京墨[5]全[6]服,名加减四物汤。再方名加减八物汤,治倒经,次宜固其本,当归、川芎、白芍、陈皮、莪术、香附、甘草、白术、茯苓、丹皮、白芷、红花、厚朴、乌豆、熟地,姜引。

一妇人经行遍身疼痛,手足痹麻,恶寒,发热,头痛,乃触经感冒,用五积散减茯苓、甘草,加羌活、独活、牛膝,姜、葱引。游方。

兰房加减调经汤

八物汤加干姜、肉桂、半夏、陈皮、枳壳、白芷、厚朴、苍术、桔梗、菖蒲、黑豆三十粒。姜、枣各三粒为引,游方。

经验干漆丸

专治妇人血块痛,不拘老少,不论久远,治即神效。

生干漆(烧尽烟存性)四两,硫黄(研)二两,木香一两,甘草八钱为末,称合

---

[1] 小芎:据文意,疑为"小叶川芎",即川芎。
[2] 广皮:广陈皮。
[3] 胆草:龙胆草。
[4] 茅根:白茅根。
[5] 京墨:以松烟和入胶汁、香料等加工制成之墨。性温,味辛,有止血之功。
[6] 全:通"同"。

一处,研匀,醋煮,老米糊为丸,如绿豆大,每五十,米汤下,或甜酒亦可。

按干漆,性能削远年坚积,佐以硫磺缓之,血缓则行,气缓则散,木香行滞气,甘草解漆毒,凡远年之块,服当有效。《本草》云:干漆年久者,气血衰弱服之无碍。又云:久服有轻身延年之妙[1]。

剪红散

治妇人口鼻出血,宜清心降火自愈。

当归、川芎、生地、丹皮、阿胶珠、蒲黄(炒)、侧柏叶(酒炒)、地榆、枳实、防风、麦冬、知母、茜根[2]。水煎,入童便服。

调养经水终。

卷三 经闭成痨论

妇女成劳,皆因气结、忧思、惊恐、情欲过度失调,致伤心血,心血既伤,月水先闭。且心病则不能养脾,故少食。脾虚则肺虚,故发嗽。肾水绝,则肝气不荣,四肢干痿,故多怒,发焦。传变五脏,遂尔成痨,最为难治。

或有以为血热者,随用青蒿等剂止之,殊不知血热则行,血寒则凝。凡经水闭少,变生百病,上盛下虚,脚手掌热,皮焦骨热,午后怕寒,夜间发热,日夜不退,盗汗无已,烦躁虚惕,面白唇红,头昏目眩,腰背疼痛,四肢倦怠,小水[3]赤涩。重则阴虚火攻,两颊颧赤,骨蒸多热,乃水不济火,火不逼水涸[4]。法当养血健脾,以治其本;降火清郁,以治其标,度可疗矣。然有经血闭涩,月久不通者,又或因堕胎多产,(重感)风寒暑湿,久患潮热,时出盗汗,耗其真血,亦使血闭而不行。养心健脾生血,而经自行也。又当审其脾胃尚健,饮食如常,果有血块凝结,方可行血通经。切勿骤用峻厉通药,反损真元,多致不救,

---

[1] 《本草》云……之妙:《神农本草经·上经·干漆》仅言:"久服轻身耐老。"余文当为作者摘自其他。

[2] 茜根:茜草根。

[3] 小水:小便。

[4] 火不逼水涸:原书在"不"字旁有朱笔,乃提请注意。据文意,"不"乃衍字。疑为"火逼水涸"。

慎之。

滋阴清肺饮

治妇女虚劳发热,咳嗽吐血。先以此汤清热止血,后用逍遥散加减调理。

当归、川芎、黄芩、贝母(蜜炒)、阿胶珠、蒲黄(炒)、陈皮各八分,白芍(酒炒)、生地、天冬、麦冬、前胡各一钱,薄荷六分,枳壳(面炒)五分,炙草[1]三分。

藕节十片或茅根引,食后徐徐温服。

加味逍遥散

治肝脾血虚,发作潮热,自汗盗汗,头痛目眩,咳嗽怔忡,颊赤口干,或经水不调,肚腹作痛,小腹肿坠[2],水道涩痛,或肿痛出脓[3],内热作渴等症,并效。

当归、白芍(炒)、白术、茯苓、柴胡、甘草、丹皮、山栀、薄荷、知母、云皮[4]、川芎、黄芩、香附。煨姜引,食前服。

痰多,加贝母、瓜蒌;渴,加麦冬、花粉;心惊悸,加枣仁、远志;泻,加炒干姜;左腹有块,加三棱、莪术、苏木、红花;右腹有块,加木香、槟榔;怒气伤肝,眼目昏花,加荆芥、胆草、黄连、豆蔻[5];小腹痛,加玄胡、灵脂[6]、吴萸;面红,耳热,头痛,口干,咳嗽,怔忡,吐血,加四物、山栀、甘草、黄芩、麦冬、香附、陈皮,有孕亦用。

滋阴汤

治妇人虚损劳伤,调经养血,扶元健脾,补心润肺,安神定志,退潮除蒸,止

---

[1] 炙草:炙甘草。
[2] 肿坠:疑为"重坠"。
[3] 脓:据(明)龚信《古今医鉴·卷十一·虚劳》:"加减逍遥散治肝脾血虚发热,或潮热,或自汗盗汗,或头痛目涩,或怔忡不宁,颊赤口干,或月经不调,或肚腹作痛,或小腹重坠,水道涩痛,或肿痛出脓,内热作渴。"疑为"脓"。
[4] 云皮:据下文,即"海桐皮"。
[5] 豆蔻:据(明)龚信《古今医鉴·卷十一·虚劳》曰:"如怒气伤肝,眼目昏花,加龙胆草、黄连、栀子、白豆蔻。"疑为"白豆蔻"。
[6] 灵脂:五灵脂。

嗽化痰,收汗住泻,开郁利膈,解渴散寒,祛疼逐痛,神效。

当归、白术、白芍(酒炒)、茯苓、香附、云皮、知母(盐水炒)、地骨、贝母、麦冬、柴胡(酒炒)、薄荷、甘草。

煨姜引。亦是加味逍遥散,前有山栀、川芎、丹皮,此有贝母、麦冬[1]。

茯苓汤

治妇人虚劳,热嗽无汗,由心气虚耗,不能生血,肝经虚损,不能藏血,渐至虚损,不荣经络。胡月信能调,治必补心元之虚,抑肺气之盛,调养血脉,其病自愈。兼治去血过多,虚劳发热,及吐血、衄、咳嗽、痰喘上壅、心膈不快等症。

四物加茯苓、半夏、桔梗、干葛、人参、甘草、陈皮、枳壳、前胡、紫苏、木香。姜引。

抑肝柴胡汤

治少妇孀居,孤阴无阳,欲心萌而不遂,以致恶寒发热,全类疟状,肝脉弦,出寸口,上于鱼际,皆血盛之致,用:

柴胡、赤芍各二钱五,苍术(炒)、香附(醋制)、青皮、丹皮、地骨、山栀、炙草各一钱,川芎、神曲各七钱分,连翘、生地各五分,黄芩(酒炒)钱二分。

心膈不宽,有痰,加法半[2]、麦冬,煎服。

归脾汤加陈皮、柴胡、升麻,水煎,临卧服。

清魂益气汤

治孀妇心虚,欲萌未遂,与鬼交通,妄有所见,言语乱错,用:

茯苓、人参、石菖蒲、胆星[3]、远志各一钱,茯神一钱五分,□皮(去白)、赤芍、甘草各五分,防风、柴胡各二分,龙眼肉七个,竹茹一团。煎服。

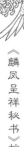

---

[1] 亦是……麦冬:与前方"加味逍遥散"比较,前方还有黄芩,此方还有地骨。
[2] 法半:法半夏。
[3] 胆星:胆南星。

养心归脾汤

治妇人脾经失血，夜晚不昧，发热盗汗，思虑伤脾不摄血，以致妄行，或倦忘惊悸，血虚发热，肢体作痛，大便不通，经候日晡潮热等症。即名归脾汤。临卧服，姜引。心不宁，怔忡，加麦冬、朱砂一钱；痰，加贝母、胆星、陈皮；渴，加芩、连[1]（酒炒）各五分。

归脾汤

人参、黄芪、当归、白术、远志、枣仁、茯神、木香、龙眼肉。枣子引。

凡妇人思虑伤心，吐血衄血，用当归、生地、白芍、陈皮、枳实、黄芩、远志、阿胶、天冬、藕节、麦冬各一两，人参、甘草各五钱，姜五片，每四钱煎服，效。（以上陈皮、枳实不用[2]）。

凡妇人瘦而色黄，咳痰有血，不思饮食，用当归、白芍、生地、陈皮、枳实、桔梗、桑皮[3]、杏仁、五味、苏叶、薄荷、防风、荆芥、黄芩、黄连、石膏、知母、麦冬、甘草、贝母、天冬、蒌仁[4]，效。

凡妇人咳痰，吐血块，用当归、茯苓、白芍、生地、条芩、知母、前胡、桔梗、橘皮、防风、羌活、杏仁、桑白皮、侧柏叶。姜引。

凡妇人吐血过多，心痛，逆血不止，用人参、当归、川芎、赤芍、生地、白芩、陈皮、前胡、干葛、甘草。姜、枣引。咳甚，加桑皮、杏仁。

凡妇人性急多恼，吐血，唇口牵紧，小便频数，或时自遗，乃肝火盛而血妄行，用小柴胡汤加山栀、丹皮。渐安后，（因）怒复发，呕血不食，胃气虚弱，头晕口干，中气不能上升，痰出如涌，脾气不能摄痰，四肢冷逆，脾气不能运行，用补中益气加茯苓、半夏。渐安后，又用加味归脾汤兼服。

凡咳嗽，吐红，有潮[5]，用归尾、川芎、白芍、玄参、知母、麦冬、枳实、丹皮、

---

［1］ 芩、连：黄芩、黄连。
［2］ 不用：原书多处在所列药后写有"不用"二字，疑二：一为作者抄写错误后发现更正，二为后人根据经验认为此药不用。
［3］ 桑皮：桑白皮。
［4］ 蒌仁：瓜蒌仁。
［5］ 潮：据文意，疑为"潮热"。

桑皮、前胡、乌药、天冬、槟榔、赤茯[1]、条芩，姜、枣七双、灯心[2]。红多，加茅根。

凡妇人吐血咳血，面容甚瘦，用生地、丹皮、白芍、川芎、黄柏、黄芩、栀子、茯苓、陈皮、阿胶、地榆、薄荷、甘草，姜、灯心引。

卷四　崩　漏　论

妇人冲任二脉，为经脉之海，外循经脉，内荣脏腑。《经》云：阴络伤，则血外溢；阳络伤，则血内溢[3]。又云：阴阳相搏则为崩[4]。崩病不依经期，若水之流，如山之崩，其势莫止。但崩漏去血过多，其虚明矣，当大补气血，调养脾胃为主。东垣言，主于寒亦间有之，似不若丹溪言为属热，血热则妄行是也。治法宜升提其阳气下陷，固养其阴血过[5]多，用诸补涩之药，调理脾胃，无有不通效者。

夫寸脉微长，病在上焦，吐血、衄血；尺脉微迟，病在下焦，崩血、便血。大都脉洪数而疾，日下数升，扎、急、紧、大者，死症；脉见沉、迟、虚、小者，生机。是又在审脉察症，神而明之也。

崩有新久、虚实之不同，药有清补升解之各异，诊脉裁方，慎毋忽诸。妇人血出，崩漏有二说：崩者急也，似倾水而来，数日不止；漏者缓也，如屋漏水，点点滴滴，当不断绝。二症皆因恼怒此情而染者也。盖肝血相搏，宫中受伤。虽急而来者，治之则易止，止之则愈。如不止者，五脏俱败，坏症也。虽缓而来者，治之必难愈，愈而复发，盖因生产之类，子宫受伤，阳无所附，阴无所倚，流滴不绝，法当升提、滋阴、降火，病可除矣。

夫崩有五色，青、红、白、紫、赤也。血热妄行，不归经络，诸家失血，治全一理，用四物汤如法加之，殒亡庶免矣。

《麟凤呈祥秘书》校释

---

［1］赤茯：赤茯苓。为茯苓削去外皮（茯苓皮）后，切取内层带淡红色者。性平，味甘淡，有行水、利湿热、益心润肺之功。
［2］灯心：灯心草。
［3］阴络伤……血内溢：本句出自《灵枢·百病始生》："阳络伤则血外溢，血外溢则衄血；阴络伤则血内溢，血内溢则后血。"
［4］阴阳相搏则为崩：本句出自《素问·阴阳别论》："阴虚阳搏谓之崩。"
［5］此处之"过"，为失、去之意。

一色清淡，缓而来者，元气虚也，真阴不能守护，聚而即出，主四肢困倦，颜色消瘦，气血衰弱。治宜滋补，升提其清气，加升麻、莲房、侧叶、阿胶，而止之。

一色白而牛脑髓而来者，气血俱虚也，加升麻、人参、黄芩、鹿茸、白术、枸杞之类补之。

一色赤，结块而来者，死血也。溢入五脏，必似中风，谵语狂言，如有所见。医者不明，误认中风，妄用风药，相去远矣。加桃仁、红花、苏木、丹皮、黄连、磨金墨之类，先行死血，而后自止。若人肥者，必然挟痰，四物合二陈，去半夏，加贝母、侧柏、麦冬、花粉、莲蓬之类调之。

一赤色，止而复来者，必有身热头眩，人事困倦，小便涩痛，大阳积热。宜凉血养气，用加：柴胡、黄芩、栀子、泽泻、丹皮、蒲黄、木通、升麻、阿胶、胡黄[1]和之。

一色紫，成块而来者，经验黄芩散。黄芩（沉水者佳[2]，酒浸炒）研（酒浸炒，研）三两，荷叶煎汤，冷调下三钱。

秘传效验治崩方

治妄行，色红紫黑成丝者。加条芩、地榆、黄柏、黄柏[3]、茅根。

腰痛，加续断、杜仲、骨脂[4]、茴香；气胀，加厚朴、枳实；成血片，加荆芥；气痛，加香附、乌药、青皮、木香；气甚，加大黄（酒煨）；呕吐，加砂仁、藿香、陈皮、丁香、白术、甘草；泄，加木瓜；热，加小便；寒，加白术、干姜、肉桂；色淡，加养血药为主；色淡白，加苍术、陈皮、半夏；兼行气，香附、乌药、萆薢、续断、木香。

胶艾四物汤

治崩总司。

阿胶珠、有[5]艾叶（用醋炒）各二钱，蒲黄（炒黑）一钱五分，归头、生地各

---

[1] 胡黄：胡黄连。
[2] 佳（wéi 围）：应为"佳"。
[3] 黄柏：此处有两个"黄柏"，疑为抄写错误。
[4] 骨脂：补骨脂。
[5] 有：为衍字。

一钱,川芎、白芍、白术、熟地各八分,牡蛎七分,黄连、黄芩、山栀各六分,柴胡、升麻各四分,甘草三分,乌梅一个,侧柏(炒黑)二钱。水煎,温服。

如未应,加棕毛灰、薄荷灰二钱,再进十服,神效。

蠲崩如圣散

治崩漏初起,不拘虚实,立效。

四物生地[1]加香附、荆芥、白术、防风、阿胶、艾叶、陈皮、地榆、黄芩。

水煎,食前服,加白芷灰三钱,神效。

益母汤

治崩漏日久不止,属虚寒,法宜温补。

四物加益母草、白术、条芩、陈皮、香附、阿胶、蒲黄、玄参、甘草。空心服。

加减五积散

治崩漏月久不止,服涩药反甚,此有积瘀之血凝结。

五积散去麻黄、甘草,加防风、荆芥。空心服,效。

加味补中汤

治妇人六旬以上血崩不止。用补中益气汤加生地、黄芩,姜、枣引。肚痛,加白芍(炒);渴,加干葛。

黄连解毒汤

治妇人年四十,悲伤太甚,以致肺窍闭塞,上焦不通,热气中郁,故血走成崩。慎勿服辛燥之药,先以此汤解之。

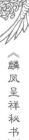

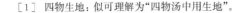

[1] 四物生地:似可理解为"四物汤中用生地"。

诗曰：黄连解毒汤四味，黄柏黄芩栀子是，退黄解又除烦毒，热血便红皆可治[1]。

四物凉膈汤

治妇人气郁于中，血走成崩后，宜此方调之。

四物加甘草、栀子、黄芩、连翘、薄荷、芒硝、大黄。

水煎服。

樗皮汤

治崩漏不止。

地榆一钱（收血），川芎一钱，生地一钱，樗白皮（即椿树根皮，酒炒）二钱（涩血），艾叶（炒）五分，伏龙肝（即灶心土）一钱，枯芩[2]一钱五分（凉血），熟地一钱（补血），白芍（酒炒）八分，归头一钱五分（止血）。

水煎，加醋一匙，空心，三五剂效。

京传验方

治崩漏不止。

阿胶珠（有血方用，如白不用）、蒲黄（炒）、当归、白芍、川芎、人参、白术、肉桂、丹皮、吴萸、半夏、熟地、茯苓、黄芪、麦冬、香附、枳壳、陈皮。

肚腹痛，加玄胡，姜、枣引。

又方，用盐梅[3]七个（烧为末），空心（服），米饮下，效。

---

[1] 退黄解又除烦毒，热血便红皆可治：原书在"烦"字旁有朱笔断句，猜测可能此句略有笔误。参考(明)王宗显《医方捷径指南全书·卷二·类集古方歌诀》："退黄败毒又除烦，热血便红皆可治"，和(明)李梴《医学入门·卷七·通用古方诗括》："退黄解毒又除烦，吐血便红皆可治"，此句疑为"退黄解毒又除烦，热血便红皆可治"。

[2] 枯芩：指黄芩药材的老根中间呈暗棕色或棕黑色，枯朽状或成空洞者。

[3] 盐梅：盐制白梅。为蔷薇科植物梅的未成熟果实，经盐渍而成。性平，味酸、涩、咸，有生津止渴、除痰消痈、止血止痢之功。

卷五 带下论

带者，荣卫滞而成也。经分赤白，病有浅深，在男子则为遗精白浊[1]，在女子则为带下赤白。赤者属荣，白者属卫，其病皆因月经不调，房色过度，或产后血虚，胃中热痰溜下，遂渗入膀胱，或白，或红，或赤，或黄、黑[2]，亦合五脏之色。轻则来而不来，重则来而无度，腰酸腿疼，头昏眼花，小腹胀痛，饮食减少，精神困倦，四肢无力。世俗每行温补燥热涩剂，从而效者有之，从而延绵者有之。盖只知下焦带白之虚寒，不知中焦带白之湿热。若以燥热，偏助心火，心既盛，阴血必然消烁，是以火降升水降[3]，上热下冷，下焦虚寒，凝结浊物，为之带下，安得独言为虚寒者乎？昔人云：水升火降曰既济，火升水降曰未济，未济者凶，既济者曰吉。诚哉言也！

大抵治法当清上实下，清浊自分。理脾养血，湿热自解。更能清心薄味，然后温补下元，带即除矣。单下白带，湿热下注；赤白并下，气血下陷。气陷下焦则白带，血陷下焦则赤带。妇人白带，子宫虚寒，气血衰弱，与男子滑精同。子女虚花，纵产难育。凡白带久流不止如骨髓者，名白淫。男子白浊久而不愈者，名乱浆，又曰滑精。二症俱无疼痛，不觉而出，长年流滴，染者脸青，肌无气血，治若不愈，终遭殒逝。法云：初宜清解养血之剂，赤多者加凉血之药，白多者多补气之剂。肥人素有湿热者，四物合二陈，加升麻、芡实；痰盛者，加苍术；带甚者，加人参。

升清除带汤

治一切赤白带下总方，有加减。

主方四物汤要归身、生地，加黄柏、黄芩（赤带酒炒、白带不炒）、椿树皮（炒，涩而止脱）、贝母、干姜（炒）、炙草。姜引。

---

[1] 白浊：又名尿精、白淫。指在排尿后或排尿时从尿道口滴出白色浊物，可伴小便涩痛的一种病证。

[2] 黑：据文意，疑为"或黑"。

[3] 火降升水降：本句旁用朱笔写道"水升火降"，根据（清）萧埙《女科经纶·卷七·带下证·带下属中焦湿热浊气渗入膀胱》："罗周彦曰：所以火升水降，则上热下寒，下焦虚冷，凝结浊物。"疑为"火升水降"。

肥人多湿痰,加苍术、白术、半夏;赤带,加荆芥(炒);赤白兼行,加红花;久下,加荆芥、熟地、牡蛎;气虚,加人参、黄芪;腰腿疼痛,加川膝[1]、杜仲、苍术、白术、鹿角胶三钱(溶化下);兼湿痰,加柴胡、黄芩、升麻。

加减八物汤

治妇人气血两虚,赤白带下。

八物汤加山药、杜仲、香附、乌梅。姜、枣引。

肥人,加半夏;瘦人,加黄柏;饱闷,加砂仁,去参;肚痛,加玄胡、小茴,去参;冬,加干葛少许。

吞止带丸

断后之法。

当归、川芎、白术、人参、香附(醋炒)、牡蛎(姜汁炒)、白芍(不用)、山药、杜仲、乌梅(不用)、青黛、骨脂、续断、椿根皮(酒炒大治白带)。

共为末,炼蜜成丸,梧子大,每五十丸,空心,米汤下。

腹痛,加玄胡、小茴,去参;饱闷,加砂仁,去参;夏,加黄柏;冬,加黑姜;肥人,加法半夏;瘦人,加酒芩。

加味五积散

治妇人虚寒,赤白带下。

五积散加香附、吴萸、小茴。姜引。

升麻芡实汤

治白带白淫,并男子滑精白浊,新久并效。

四物汤加升麻、芡实、人参、鹿茸。姜引,酒纹[2],空心服。

---

[1] 川膝:川牛膝。
[2] 纹:通"炆"。

按四物养血，加升麻提气，凡白带久不愈者，清气下陷，故当提之。又精血败衰，故用芡实补之，人参、鹿茸暖宫助阳。连进三□立效。

经验艾附暖宫丸

治妇人子宫虚冷，赤白带下，白淫、白崩、白浊，及面色萎黄，容颜憔悴，四肢倦怠，饮食少思，月经不调，肚腹疼痛，久无子息者，并效。

艾叶三两，香附（去毛，醋煮，捣饼晒干）六两，归身（酒洗）六两，生地（酒洗，晒干）三两，大川芎（酒浸）二两，黄芪（蜜制）三两，人参一两，官桂（去粗皮）五钱，陈皮（去白）二两，续断（酒炒）一两五钱，吴萸（去梗）二两。

共为末，醋面为丸，梧子大，每百丸，空心，醋汤下。

病除，孕子，功效屡奏。

卷六　胎　前　门

诊胎脉诀：

凡胎前脉宜实大，产后脉宜虚微。

凡妇人怀孕有三月，脉渐洪大，然病脉亦有洪大。但病脉浮洪而急，胎脉浮洪而缓，不迟不速，呼急[1]吸应指，息至伶利。法曰：六脉浮而数者，热病也；六脉浮而紧者，外感也；六脉疾而数者，死脉也；六脉浮而洪缓者，真胎脉也。

女人尺中须要盛，浮而沉细是虚症。忽然寸浮与尺盛，肝洪肺微身有孕。若是受孕三个月，脾关位上脉浮洪。五六月来心脉盛，才交八九肺家浓。十月交足脉来乱，临产定知吉与凶。

产难死生诀：

凡脉一呼再至，一吸再至，为脾和之脉。若滑如转珠，动而搓绳，一呼三至，曰离经脉，是阳加于阴一倍。一呼一至，亦曰离经，是阴加于阳四倍。如临

[1]　急：似为衍字。

产六至脉,亦曰离经。注云:经者,常也,谓脉离常络之处。或沉而细滑若无,即生;假如浮大,必难产。

欲产之妇脉离经,沉而细滑也全名。夜半觉分[1]痛应诞,来朝日午定知生。

身重体热寒又频,舌下之脉黑后青,反舌上冷子当死,腹中须遗母归冥。

面赤舌青细寻看,母活子死定应难。唇口俱青沫又出,母子俱死总高判。面青舌赤沫出频,母死子活定知真。

新产之脉缓滑吉,实大弦急死来浸[2]。若得沉重小者吉,忽然坚牢命不停。寸口涩疾不调死,沉细附骨不绝生。

产后伤寒歌:

产后因得热病临,脉细四肢暖者生。脉大忽然肢逆冷,须知其母莫[3]能停。

辨男女歌:

寸口浮浮阴位迟,看来一个男丈夫。尺中浮满寸家怯,借问还是小姑姑。

卷七 娠 妊 论

妇人怀孕二三月,尺脉不见,寄在肝部,血不纳肝,故肝脉洪大。至四五月,方缠尺脉管事,尺滑不绝者,孕也;尺沉细者,无也。六七月,脉实大坚弦急者生,沉细者死。

妇科脉经摘要:

凡寸关如故,尺脉绝不至者,月水不利,主患小腹引腰痛,气滞上攻胸臆。

---

[1] 觉:为衍字。此句应为"夜半时分"似更妥。
[2] 浸:应为"侵"。
[3] 莫:应为"命"。

寸口脉浮而弱,浮则为虚,弱则血缺。

尺脉沉,月水不利,腰腹痛。

右尺浮,则为阳绝,多不产。

尺脉微濇,亦多不子。

少阴脉浮紧,亦多不产。

少阴脉弱而微,微则血少。

少阴脉滑而数者,阴中生疮。

少阴脉数而气淋者,阴中生疮。

少阴脉长者,阴中必挺核。

脉如琴弦,若小腹痛,主月水不利,孔窍生疮。

寸尺俱微弱者,皆致绝产。胃脉濇少,阴脉微而迟,迟则阴中寒,微则无精,濇则血不来,此为居经[1],三月一洗。

漏下赤白,日下血数升,脉急数者死,迟者生。

漏赤白不休,脉小虚滑生,紧大实数死。

妇人癥瘕积聚,脉弦急者生,虚弱者死。

凡妇人怀孕,身体瘦而元气弱者,必多病。盖脾虚不能统血,血虚不能养胎,故三日好而两日恶,常服安胎养荣汤调之。

如妇人怀孕,身体肥而元气实者,必病少。虽曰少病,恐气血相蒸,而热上薰,胎乃不安,须服安胎顺气散则免。他如遇胎动,服之立应。

假有胎漏之血,白带白淫,咳嗽寒热,外感等症,仍求丹溪诸书调理之。更恐医者思心不静,则指下脉息难定,不明胎之真误,先用试胎散探之,如动则是真胎,不动即无胎矣。倘认血阻为胎,认胎为血阻,岂不误耶?

试胎散

川芎末,每用一钱,以艾叶汤下。

安胎之法有二:若因母病而致胎动者,但疗母病,其胎自安。有因触犯而胎不安,以致母病者,须安胎气,其母自安。

母病如伤寒,潮热,憎寒,咳嗽气喘之类;子病如腹内胀痛,心痛漏胎,血痛

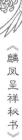

---

[1] 居经:又名季经、按季。指妇女身体无病,而月经每三个月一行者,属正常生理范围。此处当属病理范围。

堕胎之类，并呕逆，子悬[1]是也。

紫苏安胎饮

全秘治妇人妊气胀，咳嗽寒热。

诗曰：胎气不和凑上心，当归大腹急忙寻，甘草陈皮参并茯，川芎白芷紫苏斟。

经验安胎养荣汤

治元气虚弱，胎逆上攻，呕吐不食，饱胎等症。

八物汤加陈皮、条芩、藿香、苏叶、砂仁、生姜。

灯心引，不拘时服。

经验安胎顺气散

胎中子动，谓之"子悬"。不拘二三四五六月，服之可安。

条芩、甘草、茯苓、生地、白芍、紫苏、青皮、陈皮、大腹皮■。

有火，加黄连、栀子清之；有痰，加竹沥、姜汁化之；渴，加花粉、麦冬，三四服即安。

经验八物汤

一妇人怀孕六月，染病呕吐不食，头晕眼花，腹中绞痛，状若欲产，屡将安胎等剂而罔效。然其脉左浮而缓，右洪而数。法曰：浮缓者，孕之本脉也。洪数者，血不养胎也。即将八物汤加黑姜、肉桂。二剂全安，始信胎前亦有虚，产后亦有虚也，亦间有实固然。

育神和气饮

治怀孕五六月内，胎动疼痛，一切不安。主方无病亦可多服，其胎易产。

---

[1] 子悬：又名胎气上逆。指妊娠期间，胸腹胀满，甚或喘急，烦躁不安者。

安胎条芩与白术,甘草砂仁苏叶橘(即云皮),熟地川芎归芍参,姜枣热服总可毕。

下血,加炒蒲黄、阿胶珠;肚痛,加制香附、枳壳。

缩砂一物汤

治胎动肚痛,或从高而坠,或重物所压,触动下血痛甚。用一两砂仁(炒勿令黑,去皮为末)热酒下。不酒,米汤下。下血腹痛,陈皮汤下。觉胎中热则胎安,宜常服。

镇胎饮

治妇怀孕,素惯小产,宜早服之,庶免胎堕。

归身、川芎、白术、陈皮、黄芩、香附、杜仲、木香、砂仁、升麻、人参、黄芪、石枣肉[1]。用糯米一撮引。

加味阿胶饮

治胎漏,或腹痛,或发热,体倦恶食,或冷热触犯。

四物汤(加)阿胶珠、醋艾、黄芪、炙草、杜仲、续断、地榆。姜、枣引。

紫苏和胎饮

治妊妇气胀腰痛。

紫苏、当归、白术、杜仲、条芩、续断、白芍、砂仁、陈皮、参、甘草。姜引。

安心饮

治妊妇恶心,阻其饮食,呕吐痰火,肢体倦怠。

当归、白芍、白术、茯苓、香附、藿香、神曲、砂仁、甘草、制半夏。姜、枣引。

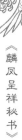

---

[1] 石枣肉:疑为"山萸肉",即山茱萸。

制半夏法：姜汤炮过，香油炒之。但凡有孕当去半夏，制之庶不伤胎气，如必用，制过可。

黄芩汤

治妊妇心胆怯，胎气弱，虚热烦躁，谓之"子烦"[1]。

黄芩、茯苓、麦冬、人参、竹茹。

四肢沉重，百节疼痛，加桑寄生、生白芍、陈皮、防风、旋覆花、桔梗、甘草、姜、枣引；自悲哭不止，加熟地、枣肉、小麦子，服之立效。

大枣汤

治妊妇无故自悲，谓之"脏燥"[2]。

甘草、小麦子各三两(炒)，大枣十个。

水煎，用淡竹叶为主，佐八珍汤尤妙。

妊妇小便不通，名"转胞症"[3]。用四物汤，加兼[4]五苓散，去肉桂服之。如不效，以肾气丸。如通后频数，或痛或肿，必用此方多服。

安服[5]胎和气散

治胎气不和，凑上心腹，胀满疼痛，名曰"子悬"。或临产惊恐，气结连日不安，胎前诸症，总宜此方加减调理。

归身、川芎、白芍、人参、紫苏、茯皮、陈皮、制香附、甘草、黄芩。

肚腹痛，加木香、砂仁；咳嗽，加枳壳、桑皮；发热，加柴胡、黄芩；呕逆，加藿香、砂仁；泄泻，加白术、茯苓；如怀孕月足，疼痛不瘥者，倍加枳壳、前子[6]、香附为主，姜□引，食前服。

---

[1] 子烦：又名妊娠心烦。指妊娠期间，烦闷不安，郁郁不乐，或烦躁易怒者。
[2] 燥：通"躁"。脏躁，指妇女精神抑郁，心中烦乱，无故悲伤欲哭，或哭笑无常，呵欠频作。
[3] 转胞症：又名妊娠小便不通。指妊娠期间，小便不通，甚至小腹胀急疼痛，心烦不得卧者。
[4] 兼：为衍字。
[5] 服：为衍字。
[6] 前子：车前子。

茯苓分消饮

治妊妇面目虚浮,肢体肿满,谓之"子肿"[1]。

四物汤加白术、茯苓、条芩、泽泻、山栀、麦冬、厚朴、甘草。

煎服。

加味四物汤

治妇小便不通、淋沥,名"子淋症"[2]。

四物汤加炒黄芪(不用)、阿胶(炒,不用)、艾叶(不用)、甘草(不用)、地榆(不用)、前胡、泽泻、前子、山栀、猪苓、黄柏、黄连、茯苓、白术、苏叶、陈皮、厚朴、麦冬、甘草。姜、枣、灯心引。

安胎饮

治妊妇卒然腰痛、下血。

四物汤加炒黄芪、炒阿胶、艾叶、甘草、地榆。姜、枣引。

治临月中风,目直视,倒地不省人事,吐逆如痫,痰盛不语,名曰"子痫"[3]。用防己、归身、丹皮、贝母、干葛、白茯苓、甘草、独活、人参、石膏、羚羊角、黄芩。夏季,加竹沥。

千金汤

治妊妇卒然心痛,闷绝欲死,谓之"中恶"[4]。用金银花藤(花亦可)煎汤饮之。如邪侵癫狂,妄言谵语,亦效。

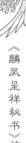

---

[1] 子肿:又名妊娠肿胀。指妊娠中晚期孕妇肢体发生肿胀者。

[2] 子淋症:又名妊娠小便淋痛。指妊娠尿频、尿急、淋沥涩痛者。

[3] 子痫:又名妊娠痫证。指妊娠晚期,或临产时及新产后,眩晕头痛,突然昏不知人,两目上视,牙关紧闭,四肢抽搐,腰背反张,少顷可醒,醒后复发,甚或昏迷不醒者。

[4] 中恶:又名客忤、卒忤。指感受秽毒或不正之气,突然厥逆,不省人事。此处特指妊娠期间感受此病者。

止血方

治妊妇漏血妄行,淋漓不已。乃阴虚不足以济火,气虚不足以固血也。用:

当归、川芎、白术、苓茯[1]、人参、香附、阿胶、桑寄生、杜仲、续断、甘草、酒芍、醋艾、地榆。姜引。

达生散

临月将产,服数剂甚易生产。

大腹皮、人参、陈皮、白术、当归、白芍、炙草、枳壳、紫苏、砂仁。

葱白引,食前服。

春,加川芎、防风;夏,加条芩、五味;秋,加泽泻;血虚,加归、地[2];冬,加木通、枳壳;胎气上冲,倍加紫苏;渴,加知母、麦冬、前胡、黄芩;肚痛,加木香、肉桂;痰,加法半夏、滑石;食积,加山楂、█;气实,加香附、陈皮;气虚,加人参、白术。

滑胎散

孕妇服此,临盆易产,屡试有验。

益母二钱,当归一钱,茯苓七分,紫苏、枳壳、滑石、川芎各六分,木通、砂仁各五分,甘草三分。水煎。

秘传神效利生方:

全归上上,川芎下,白术中,云苓中,陈皮中,羊芍(炒)中,枳壳上上,茯皮

---

[1] 苓茯:疑为笔误,即"茯苓"。

[2] 归、地:当归、地黄。然原方已有当归,根据(元)朱震亨《丹溪心法·卷五·产前九十一》:"达生散……血虚倍当归加地黄。"疑为倍当归。

上上,母草[1]上上,牛膝中,桃仁中,红花中,前子上上,生地中,乌药上,葵子[2]上上,甘草中[3]。

共为一大剂,姜、枣引。

如前产多胎,加人参;如初胎,气血旺不用;若冬,加桂;倘难产连进;昏迷将死,加神砂镇心,乳香开子宫,肉桂通血脉;脉微用参。

主方**四物汤**,治娠妊伤寒门。

一伤寒中风,表虚自汗,头痛项强,身热恶风,脉浮而弱,太阳经病,加桂枝五钱、骨皮[4]五钱。气口紧脉盛宜下,人迎紧盛宜汗,左关浮紧亦宜汗。

一妊妇头痛,恶寒发热无汗,脉浮紧,太阳经病,加羌活、细辛、白芷、生地各三钱,姜引。

一妊妇中风湿之气,肢节尽痛,脉浮而濇,头痛,太阳标病,加防风、制苍术各五钱。

一妊妇下后,过经不解,湿毒发斑如锦文者,加升麻、连翘各五钱。

一妊妇往来寒热,胸胁胀痛,脉弦,头晕,项强,少阳经病,加柴胡、黄芩。

一妊妇大便硬闭,小便赤涩,气满而脉沉数,阳明本病,加大黄、桃仁十个(面炒,去皮尖)。

一妊妇汗下后,咳嗽不止,加人参(当慎用,不得已间用之)、五味五钱;虚热口渴,加花粉、麦冬。

一妊妇汗下后,不得眠,加黄芩、山栀;因热生风,加川芎、柴胡。

一妊妇身热大喝,热蒸而烦,脉长而大,加石膏、知母各五钱。

一妊妇大便不利[5],加茯苓、泽泻各五钱;虚烦不眠,加竹叶、人参。

一妊妇小利赤如血状,加琥珀、茯苓各五钱;水停吐逆,加猪苓、茯苓。

一妊妇汗下后,血漏不止,加阿胶、艾叶、茯苓、黄芪、甘草、人参、白术。

一妊妇蓄血症,忌堕胎药,加生地、大黄(制)各五钱。

[6]一妊妇外感风寒,咳嗽气促,鼻塞声重,浑身壮热,眼昏头旋,心胸烦闷。

一妊妇时行瘟疫,亦治烟瘴,用败毒散。羌活、独活、柴胡、前胡、枳壳、桔

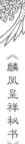

---

[1] 母草:益母草。

[2] 葵子:冬葵子。为锦葵科植物冬葵的种子。性寒,味甘,有利水、滑肠、下乳之功。

[3] 全归……甘草中:本方药味上、中、下之分类,暂不知其意,待考。

[4] 骨皮:地骨皮。

[5] 大便不利:据文意,疑为"小便不利"。

[6] 一妊妇……心胸烦闷:原句开头用朱笔写下"重出"二字,即删除重写之意。本条完整内容见下文。

梗、川芎、茯苓、人参、甘草,姜汤调服。

一妊妇外感风寒,咳嗽气促,鼻塞声重,浑身壮热,眼昏头旋,心胸烦闷。专用人参、紫苏、川芎、白芍、白术、陈皮、麦冬、干葛、甘草,姜引,名加减参苏汤。

四时感冒,不论虚实,轻者用小柴胡汤合四物汤,半夏不用,加白术;重者用九味羌活汤合四物汤,当损益用之。

治妊娠疟疾方:

加减清脾饮

治妊疟,寒多热少[1],或单热不寒,口苦舌干,烦躁,大便闭,小便赤,脉弦数。

青皮、厚朴(姜制)、白术、茯苓、黄芩、柴胡、草果、槟榔、枳实、石膏、藿香、甘草(炙)、乌梅。姜引。

养胃汤

治妊疟,寒多热少,或单寒不热,头痛恶心,身痛,面色青白,饮食少,脉弦迟。

人参、茯苓、藿香、厚朴、陈皮、草果、苍术、甘草。

寒甚,加附子,姜引。

治久疟延至产后未定,服之神效。八物汤加黄芩、良姜[2]、青皮、柴胡、知母、乌梅、槟榔、草果、常山(二味多下)、甘草。

生地黄汤

治妊疟发热口渴,渴饮无度。

生地一两五钱,黄芩、麦冬、知母、干葛各一两,石膏二两,人参一钱,乌梅一个。

每四钱,水煎温服。

---

[1] 寒多热少:据文意,疑为"热多寒少"。
[2] 良姜:高良姜。

治娠妊痢疾方：

导滞汤

凡妊妇患痢赤白，脏停积滞，必先通利，然后解毒，随症调治。

当归、川芎、白芍、甘草、槟榔各三分（日久瘦弱，此味单五分），大黄（生泡。日久身虚，勿下）、芒硝（不碍孕，不妨下之）、黄芩、黄连（俱酒制）各五钱。

肚痛，磨木香全服。

加减解毒汤

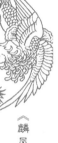

黄芩、黄连、黄柏、山栀（俱酒炒）、前胡、苍术（制）、地榆、赤芍（炒）、吴萸（炒）、木香（磨）。姜引。

纯白重，加炒萸，去芩、柏；不愈，加石榴皮、罂粟壳。

大效汤

治妊痢久下不止。

当归、白芍、砂仁、枳壳、槟榔、黄芩、黄连、甘草、木香。姜引。

芍药汤

治妊妇热痢，便血后重。经云：行血则便脓自止，调气则后重自除。

芍药、当归、黄连、黄芩、槟榔、木香、炙草。

如不减，加大黄。

和气止痢饮

治妊妇痢疾，泄泻无休，肚腹连脐胀痛。

当归、川芎、白芍、云苓、人参、茯皮、陈皮、甘草、诃子肉、豆蔻（煨）。

呕逆，加白术、丁香。姜、枣引。

《麟凤呈祥秘书》校释

全胜散

治妊痢赤白,腹中疼痛。

当归、川芎、白芍、云苓、白术、生地、人参、黄芩、黄连、地榆、阿胶、艾叶、石榴皮、甘草。姜引。

卷八　小　产　论

夫妊妇,养胎者血也,护胎者气也。脉紧为伤血,脉缓为伤气。多由色欲过度,情性暴怒,好食酸辛热物,遂致暴损冲任,故有堕胎之患。抑[1]且小产胜于大产,大产如瓜熟自落,小产如生摘根蒂,非由自然。盖由胎脏损伤,胞系腐烂,然后胎落,岂不过于大产乎? 但人以小产为轻,遂致殒命者多矣! 治宜补血,生肌肉,养脏气,生新血,去瘀血为总领也。

补气养血汤

治小产气虚,下血不止。

人参、黄芪(蜜制)、当归、白术(炒)、川芎、白芍(炒)、香附(醋炒)、炙草、砂仁、青皮、艾叶(炒)、阿胶(炒)。

姜、枣引。

补血定痛汤

治小产瘀血为患,按之心腹愈痛,或恶寒发热。

四物加玄胡、香附、青皮、丹皮、泽泻、桃仁、红花。

水煎,入童便、酒各半盏,温服。

----

[1] 抑:文言发语词。

加味四物汤

治小产心腹疼痛,按之不痛,乃属血虚。

四物汤加白术、白云苓、人参。姜、枣引。

六君子汤

治小产腹肚痛而作呕,乃属虚胃。

人参、炙甘草各五分,白术、白云苓各一钱,制半夏八分,陈皮(去白)七分。姜、枣引。

平胃散

治子死腹中。

制苍术、制厚朴、陈皮、甘草、艮。

酒水煎,加朴硝[1]再煎,二沸温服。

面赤舌青,子死母活;面青舌赤,母死子活;面舌俱青,子母俱死。

肉桂散

治子死腹中,半产不下。

肉桂五钱,丹皮一钱二分,川芎一钱二分,冬葵子一钱二分。

共为末,每三钱,葱白汤下。

加味黑神散

治胞衣不下,恶露不尽,血气攻心,昏眩等症,并治子死腹中。

黑豆(炒)升半,当归、白芍、熟地、黑姜、肉桂、炙草、蒲黄各四两。

一方除蒲黄,加附子,共为末,每二钱,热酒入童便调下。

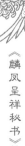

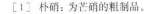

[1] 朴硝:为芒硝的粗制品。

逐胞汤

治胞衣不下，通去恶血，勿令流入胞中作痛胀，自然除落。

川膝、桃仁、红花、赤芍、川芎、当归、生地、白芷、香附、枳壳、三棱、莪术、肉桂、干漆、牵牛[1]、柏叶、百草霜。

酒煎服。

催生散

归身、蒲黄、红花、枳壳、肉桂、雀芎[2]。

此方必待儿转身，临产门时服。

又方：

当归、川芎、蒲黄、红花、枳壳、牛膝、白术、白苓、肉桂、陈皮、车前、木通、甘草。

又方：当归、真芎[3]各酒洗五钱，枳壳、红花、蒲黄各三钱。

卷九　产　后　论

产者，虽阴阳生成之理，实子母换形之初，母脱子离，大伤血气。故调产母如保婴孩，贵密为防护。治产后如行兵法，尤贵机无妄发。阅诸产经，主治多方。丹溪专用温暖之药，盖以温暖，则血得流通，而恶露自尽，可无后患。世人遂执丹溪之意，止[4]作寒治，而用热药，误矣！夫丹溪岂为寒而用温暖之药乎？大抵月内用温暖而效者，十之八九；用温寒[5]而效者，百之一二。盖妇人所产，荣卫俱虚，腠理不密，或冒风寒，或伤饮食，或恶露欠通，或血行过度，又

---

[1] 牵牛：牵牛子。
[2] 雀芎：据文意，疑为"雀脑芎"，即川芎。
[3] 真芎：据文意，疑为"川芎"。
[4] 止：通"只"。
[5] 温寒：据上下文及医理，应为"寒凉"似更妥。

或早起劳动，或气恼乳蒸，俱能作寒发热，身痛腹痛。不可视如常病，概行发散克伐之剂，致伤元气，转令病剧。惟当调和气血，引血归经，温补为主。

但凡产后，其症不一：心气虚者，则瘀血聚于心，多安言狂乱，瘖哑不能言；肺气虚者，则瘀血入于肺，日夜喘息，朝夕痰壅；脾胃气虚者，则瘀血流于脾胃，身面瘦黄，或致肿满，呕逆口干，皆血不归养故也。抑肝本血海，血若虚弱，身冷脉沉；血若凝滞，腰胀胁疼，种种诸病，治当审究。然总之半月以先，虽去内外之邪，仍当兼行气血。如过半月以后，遇有杂症，或亦不得胶泥者，则当随症神而明之。

产后治病总说：

夫产后自虚，古语云然。然宜详察其症，脉相合否。又当询其血之行止，及有无痛处否，然后调药，庶免后患。使执产后为虚之说，不分阳虚阴虚，概以参、芪[1]、白术补之，不知参、芪、白术大补而能提气。法曰：气行血行，气止血止。若提其气，则瘀不能流通，必定结块，致腹疼痛，血突心胸，而变出诸症矣。

突入心者，则怔忡健忘，颠倒不寐，或似中风，不知人事；突入肺者，则呕逆难卧，音如猫喘；突入脾者，则四肢红肿，胸腹胀满，饮食不进；突入肠者，则便血，或结脏痈，或便阻塞。

产后心痛，中风不语，口开眼闭，口臭黑色，及鼻衄者不治。以上之症皆为不治。

胎前产后总论：

妇人之病，与男子仝。男子一百单四症，女子一百单八症，多四症者，带下、崩漏、胎前、产后也。犹小人亦与大人仝，惟惊风、啼哭、疳疾不同。《内经》云：男子主于气[2]，气为阳，不外四君子主之，盖气中之气药也。女子主于血，血属阴，不离四物汤主之，盖血中之血药也。男子多耗其气，故以气药补之；女子多耗其血，故以血药养之。

经曰：胎前多实，产后多虚。固然，然亦未可执也。夫胎前元气虚者，血

---

[1] 参、芪：人参、黄芪。
[2] 男子主于气：《内经》中未见此句，疑为作者对《素问·上古天真论》中男女生理特点的总结。

不养胎,若不补之,必致堕胎。若元气实者,必当清之,不然气血相蒸,则胎亦难保不动也。产后虽云当补,然亦当审其虚实。如元气实者,腹痛必是恶露未尽,若不行之,而遽[1]用补,则血壅结块,而成癥瘕痼疾,月中急须治之,以免终身之患。倘元气益[2]者,则当急用温补可也。

产后主方,**芎归调血饮**。

治产后一切诸症,气血虚损,脾胃怯弱,恶露未尽,去血过多,饮食失节,怒气相冲,以致发热恶寒,自汗口干,烦躁喘急,心疼腹痛,胁肋胀满,头昏眼花,耳鸣口噤,昏聩不语等症。大补气血为主,看症加减在后。

当归、川芎、熟地、白术、茯苓、甘草、陈皮、香附、黑姜、乌药、母草、丹皮、白芍。姜、枣引。

产后恶露不尽,胃腹饱满,或腹有块,恶寒发热,必有恶血,加桃仁、红花、肉桂、牛膝、枳壳、木香、玄胡、童便,姜汁少许,去地黄。

产后恶血去后,腹不饱满,亦不硬痛,但虚热不退,加人参、黄芪、生地、丹皮[3],去母草。

产后恶露去少,呕哕恶心,胸胀或胸膈痛,乃恶血冲胃,加肉桂、砂仁、厚朴、红花,去生地[4]、白术、茯苓。

产后怒气伤肝,胸胁刺痛,饱胀发热,不进饮食,加砂仁、木香、厚朴、青皮、玄胡、小茴,去地黄、白术、茯苓、丹皮、母草。

产后脾虚饱闷,不进饮食,加砂仁、白蔻[5]、益智[6]、厚朴,去川芎、母草、丹皮、干姜、乌药。

产后恶寒发热,头疼体痛,脉大无力,气血俱虚,加人参、黄芪,去川芎、母草、丹皮。

或早起劳动,恶寒发热,加人参、黄芪。

产后六七日潮热不退,系阴虚,加人参、麦冬、炒蒲黄、枣仁,去丹皮、干姜、乌药。

---

[1] 遽(jù巨):急,仓促。

[2] 益:原字旁用朱笔改为"虚"。据文意,疑为"虚"。

[3] 丹皮:芎归调血饮已有丹皮,根据(明)龚廷贤《万病回春·卷六·产后》:"一恶血去后,腹不满、不硬、不痛,但虚热不退,根据本方加人参,去牡丹皮、益母草。"疑为"去丹皮"。

[4] 生地:芎归调血饮所用为熟地,根据(明)龚廷贤《万病回春·卷六·产后》:"一产后恶露去少,呕哕恶心、胸胀,或胸膈疼痛,是恶血冲胃。根据本方加肉桂、砂仁、浓朴、红花,去熟地、白术、茯苓。"疑为"熟地"。

[5] 白蔻:白蔻仁。

[6] 益智:益智仁。

一方,用败龟板炼红,醋淬七次,研末,每三钱,酒调服,即愈。

产后血虚发热,烦躁虚惊,坐卧不宁,错语失神,加人参、麦冬、枣仁、山栀、辰砂,去乌药、母草、干姜。

产后心血空虚,神无所依,或因郁结怒惊,惊则神舍空,空则生痰,使人惊狂,烦乱叫骂,头摇手战,欲走悲妄,加人参、枣仁、麦冬、辰砂、竹茹、山栀、母贝[1]、枳实、姜汗[2]、竹沥,去乌药、丹皮、母草、干姜、川芎。

产后口眼歪斜,手足牵引,或肋惕肉润[3],战掉不止,或作寒热,脉或大无力,或虚细,皆气血俱虚,不能荣养筋脉,加人参、黄芪、辰砂,去乌药、丹皮、母草、干姜。脉来浮紧有力,恐血虚中风,加防风、荆芥、羌活,去黄芪、辰砂。不可全作风治,以风散气。有痰,加制半夏、竹沥、姜汁,去黄芪,至二三服,去荆、防[4]、羌活,依本方加减调理。

产后心血空虚,心无血养,口不能言,精神短少,加人参、枣仁、茯神、远志、生地、石蒲[5]、桔梗、麦冬、竹沥、姜汁,去丹皮、母草、乌药、香附、干姜。

产后去血过多,血虚发肿,加砂仁、厚朴、猪苓、木通、茯皮,去母草、丹皮、乌药、干姜。

产后水肿,宜补气血,加人参、苍术、半夏、黄芩、麦冬、山栀、木通、姜、枣引。

产后恶露不尽,小腹作痛,专用五灵脂、香附、桃仁(炒)、蒲黄,酒水服。又方,五灵脂为神曲糊丸,陈皮白术汤下。

产后烦渴不止,津液枯竭,加人参、麦冬、五味、花粉、干葛、莲肉[6]、乌梅,去川芎、干姜、丹皮、母草、乌药、香附。

产后脾虚,痰喘气急,加沉香、木香、苏子、厚朴、枳实、砂仁、贝母、竹沥、姜汁,去丹皮、干姜、母草、白术、香附、乌药。

产后去血过多,遍身骨节痛难转侧,实血虚不能荣养肋骨,加生地、人参、

[1] 母贝:根据(明)龚廷贤《万病回春·卷六·产后》:"一产后心血空虚、神无所根据,或因悲思郁结,怒气忧惊。惊则神舍空,舍空则生痰,是神不守舍,使人惊狂烦乱,时骂欲走、悲歌妄笑,头摇手战。根据本方加人参、竹茹、酸枣仁、麦门冬、山栀、贝母、枳实、辰砂、竹沥、姜汁,去川芎、乌药、干姜、益母草、牡丹皮。"疑为"贝母"。

[2] 姜汗:根据(明)龚廷贤《万病回春·卷六·产后》,疑为"姜汁"。

[3] 肋惕肉润:根据(明)龚廷贤《万病回春·卷六·产后》:"一产后口眼喎斜,手足牵引,或筋惕肉瞤,或惊悸、战掉不止,或作寒热,脉或大无力,或虚细,皆是气血俱虚,不能荣养筋脉。"疑为"筋惕肉瞤"。

[4] 荆、防:荆芥、防风。

[5] 石蒲:石菖蒲。

[6] 莲肉:莲子肉。

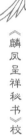

牛膝、乳香、薄桂[1]，去母草、丹皮、乌药、干姜。

产后去血过多，气虚发痓[2]，加人参、黄芪、生地，去贝母[3]、丹皮、乌药。发热，加柴胡、黄芩；有痰，加瓜蒌、贝母、竹沥、姜汁、枳实，去地黄。

产后形体壮盛，手足瘫痪，遍身疼痛，难以举止，是血虚有风痰，加贝母、薄桂、枳实、牛膝、酒芩、羌活、苍术、竹沥、姜汁，去白术、母草、丹皮、干姜、乌药。

以上俱系**芎归调血饮**为主，随症加减。

当归、川芎、熟地、白术、茯苓、甘草、陈皮、香附、白芍、黑姜、乌药、母草、丹皮。

姜、枣引。香附，能入血分行气，又解郁；黑姜，去恶生新，又血暖则流布；丹皮，行血；白芍，产后一二七内，不可擅用。

产后诸症散方：

失笑散

治产后寻常瘀积，心腹绞痛，又或血运心窍，牙关紧闭，不知人事。

蒲黄（炒，血不行用生）、五灵脂（去沙，土炒）。

共为末，每二钱，酒水服。灵脂研碎，用水澄过，如将水并[4]，然后入用。

定痛立效散

治产后恶血不行，心腹胀痛，又或用儿枕作痛[5]。

当归、川芎、白芍（炒）、生蒲黄、白芷、官桂、五灵脂、没药、玄胡、丹皮。

姜引，入童便半盏、酒少许服。

---

[1] 薄桂：为桂枝之皮薄者。
[2] 痓：通"痉"。
[3] 贝母：芎归调血饮中无贝母，根据(明)龚廷贤《万病回春·卷六·产后》："一产后因去血过多，血虚发痓者，根据本方加黄芪、人参、生地、白芍，去益母、牡丹皮、姜汁、乌药。"疑为"益母"。
[4] 如将水并：据文意，疑为"如浆水状"。
[5] 儿枕作痛：属产后腹痛范畴。因产后虚弱，寒邪乘虚而入，血为寒凝，瘀血内停，不通则痛而致。

加增四物汤

治产后腹痛有块,名"儿枕",有瘀血在内。

当归、川芎、生地、五灵脂、桃仁、红花、玄胡、香附、干姜、肉桂、白芍、赤芍[1]、丹皮、山楂、黑豆一撮(性滑行血)。

水煎,入童便、酒服。

童便散瘀逆,酒能引入血分,以助药力;干姜、肉桂体瘦有火及夏月审[2]用,若挟寒、气滞、血凝者正宜。

荡积汤

治产后肚胀不消,仍似有孕。

归尾、川芎、地黄、赤芍、川膝、三棱、莪术、肉桂、丹皮、香附、玄胡、甘草。

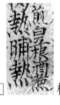

煎白□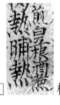根酒煮。

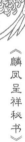

经效散

治产后肝经气滞,胁肋疼痛,或寒热往来,内热晡热。

当归、白芍、桔梗、枳壳、槟榔、肉桂、香附、(不用香附)、木香、柴胡。

煎服。

行滞止痛散

治产后癥瘕血块,因感冷,停血积痛。

归尾、川芎、赤芍、玄胡、白芷、丹皮、红花、肉桂、五灵脂、蒲黄。

---

[1] 赤芎:据文意,疑为"赤芍"。
[2] 审:疑为"慎"。

姜引,酒下。

匀气散

治产后因受风湿,身痛气血不调,凡痛在右者属气。

小茴、厚朴、乳香、肉桂、羌活、甘草。

共为末,酒下。

子规丸

治产后寒战,因伤风寒,以致血弱。

肉桂、白芍、丹皮、荆芥。共为末,酒下。

乌金丸散

治产后败血过多,身虚感冒,潮热往来,头晕眼花,四肢酸痛,日夜不宁。

四物汤加茯苓、柴胡、黄芩、陈皮、厚朴、枳壳、苍术、枝桂[1]、羌活、草果、甘草、姜葱。煎服。

有汗,倍加当归、白芍、熟地、桂枝。

趁痛散

治产后血气损伤,乍寒乍热。

人参、当归、白芍、川芎、干姜(炒)各一两,甘草四钱。姜引。

增损四物汤

治产后发热头痛,骨节疼痛,四肢不举。

川膝(炒)、甘草(炒炙)、薤白各一钱,当归、白术(炒)、肉桂、黄芪、独活、生姜各五钱。水煎服。

---

[1] 枝桂:疑为"桂枝"。

疏补汤

治产后伤风,手足麻痹,头痛体热,血阻肚痛,乍寒乍热。

四物汤加柴胡、地骨、白芷、黑姜、肉桂、玄胡、红花、五灵脂。姜引。

潮[1]不减,加黑豆、茅根,童便服。

清感汤

治产后感冒潮热。

当归、川芎、白芍、茯苓、甘草、防风、荆芥、白芷、羌活、陈皮、半夏、枳实。
姜引。

增减柴胡汤

治产后虚弱发热,食少肚胀,寒热往来,外感风邪如疟。

柴胡、人参、川芎、白芍、陈皮、半夏、甘草。
姜、枣引。

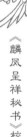

宁嗽散

治产后肺虚,外感风邪,咳嗽,痰涎壅盛。

四物汤加茯苓、知母、贝母、杏仁、紫苏、桑皮、枳实(蜜炒)、冬花[2]、沸草[3]、乌梅、甘草。姜引。

清肺饮

治产后咳嗽,痰涎壅盛,日久未宁。

四物加茯苓、甘草、杏仁、萝卜子、桑皮、贝母、知母、花粉、桔梗、防风、紫苏、陈皮、黄连(酒炒)。

---

[1] 潮:据文意,疑为"或"。
[2] 冬花:款冬花。
[3] 金沸草:金沸草。

水煎,入蜜全服。

独参汤

治产后下血过多,眩晕不省人事,乃气血大脱,急时用之。

人参一钱。水煎服。

身热气急,加童便一杯;身寒气弱,加附子三钱。

十全大补汤

治产后气血虚弱,及小产,宜大补气血为主。

人参、黄芪、白术、茯苓、白芍、熟地、川芎、当归、肉桂、甘草。姜、枣引。

体甚虚,加附子。

止经四物汤

治产后血下成片似崩,乃气血大虚,脾胃甚弱所致。

当归、川芎、白芍、生地、阿胶、蒲黄俱炒,枣仁、柏叶、甘草、白鸡冠花[1]。姜、枣引。

加味四物汤

治去血过多,或劳勤伤力,蒸蒸发热,口干面赤,烦躁等症。

当归、川芎、生地各二钱,白术、人参、茯苓、黄芪各七钱、母草二钱、热不退,加炒黑干姜,引血入血分,生新血,能引气入气分,补气。姜引。

凡有痰,忌地黄;凡新产一二七内,忌白芍。

---

[1] 白鸡冠花:为苋科植物鸡冠花的干燥花序。性凉,味甘、涩,有收敛止血、止带、止痢之功。

参附汤

治产后脾虚之甚,略闻声响,其汗如水即昏聩,诸物到□即□[1],用参附末,为细丸,时含三五粒,随液吞下,渐加钱许,后服参附汤愈。

回生再造饮

治产后血去过[2],晕眩眼黑,口噤发热。

当归、川芎、熟地各三钱,参一钱,荆芥五钱(炒黑)。水煎,空心服。

血大不止,加龙骨、赤石脂(俱火煅)各二钱。

一产后血昏,细切韭菜一握,盛于有嘴瓶中,以热醋沃之,忽封瓶嘴,将瓶嘴远向产妇鼻孔熏之,良久即苏。方用鹿角烧灰,去火毒,为末匀开,口灌服即苏。

茯苓汤

治产后心虚惊悸,言语错乱,健忘少睡,或自汗盗汗。

茯苓、人参、白术、当归、远志、桂心、麦冬。生姜、大枣二个引。

一产后癫狂,神昏不定,神不守舍,用人参、茯神、远志、陈皮、半夏、甘草、熟地、柏子仁、泽泻、防风、琥珀、朱砂。姜引。

蠲汗散

治产后虚极,盗汗不止。

熟地、牡蛎、白术、茯苓、防风、麦冬、甘草、黄芪、炒小麦。姜、枣引。

一方,有人参、当归、麻黄根,无熟地、茯苓、防风、麦冬,止自汗者。

---

[1] □:根据(明)薛己《校注妇人良方·卷之十九·产后虚汗不止方论第六》:"诸物到口即呕",疑为"呕"。

[2] "血去过":据文意,疑为"血去过多"。

止汗散

治产后气血虚,汗不止,小便短少,四肢难以屈伸。

炒白芍、肉桂一两七钱,炙甘草一两,泡[1]附子五钱。

每二钱,姜、枣引。

归芎安志汤

治产后血止[2]冲心,语言不正。

当归、川芎、红花、黑豆一斤,玄胡、香附、赤芍、陈皮、半夏、厚朴、蒲黄、粉草。

姜、枣引,临服加童便。

四物补心汤

治产后血气攻心,语言恍惚,梦寐不安,及失音不语。

当归、川芎、白术、白苓、地黄、人参、麦冬、防风、陈皮、甘草、辰砂。姜、枣、金、银引。

清新益荣汤

治产后心肺二窍被血侵迷,失音不语,又感风寒,名"产风症"。

升麻、当归、茯苓、生地、赤芍、黄芩、红花、紫苏、薄荷、枳壳、桔梗、胆草、天麻、半夏、前胡、防风、甘草。姜引。

清血汤

治产后败血迷心,失音不语。

---

[1] 泡:通"炮"。

[2] 止:据文意,疑为上。

当归、川芎、白芍、生地、人参、红花、辰砂、石菖蒲。姜引。

七珍汤

治产后不语，心肾气虚。

人参、川芎、生地、石菖蒲、细辛、薄荷、辰砂。

共为末，每一钱，滚水下。

加味八珍汤

治产后不语，脾气心血空虚。

人参、白术、茯苓、归身、川芎、熟地、白芍、砂仁、甘草、钩藤、远志。

姜、枣引。如不效，加附子补中、归脾二汤。

四物柴胡汤

治产后恶露不尽，昼则安静，夜则淡语[1]，寒热如见鬼状，谓之热入血室。

四物加人参、柴胡、黄芪、半夏、甘草。姜、枣引。

香砂养胃汤

治产后心腹胀、呕吐，因败血留停脾胃，使气不能顺行。

香附、砂仁、人参、白术、茯苓、黄连、陈皮、半夏、槟榔、厚朴、甘草。姜、枣引。

加味四物汤

治产后脾胃受冷，感风呕逆。

四物加白术、藿香、丁香、胡椒、厚朴、山楂、麦芽、神曲（俱炒）[2]。姜、枣引。

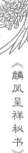
《麟凤呈祥秘书》校释

---

[1] 淡：通"谵"。
[2] 俱炒：此处应指山楂、麦芽、神曲俱炒。

参苓白术散

治产后脾胃虚弱，霍乱，吐泄，少食。

人参、白术、茯苓、山药、莲肉、砂仁、苡仁[1]、桔梗、扁豆草[2]、甘草。

共为末，每二钱，枣仁汤下。

手足冷逆，加干姜；烦躁，加麦冬。

解暑汤

治产后体虚伏暑之症。

四物加黄连、香薷、枳壳、桔梗。水煎服。

一治产后泄不止。黑姜、厚朴各二两（全炒黑）、制苍术、陈皮各四钱，面糊为丸，水服。

理中丸

治产后脾胃虚寒，呕吐泄泻，食少肚胀，不饮水者。

人参、白术、茯苓、山药、莲肉、黑姜、炙草。

米糊为丸，弹子大，每临时一丸，白汤下。

愈泻汤

治产后冷泻不已。

人参、白术、茯苓、当归、川芎、顶地[3]、赤芍、黄芩[4]、藿香、香附、诃子、粟壳[5]、肉蔻[6]、砂仁、肉桂、槟榔、神曲、麦芽、莲肉。

姜、枣引。有用六君子，加砂仁、归身、神曲、干姜。不止，加肉蔻（去油）。

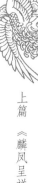

---

[1] 苡仁：薏苡仁。

[2] 扁豆草：疑为"扁豆炒"。

[3] 顶地：据文意，疑为"熟地"。

[4] 黄芩：疑为"黄芩"。

[5] 粟壳：罂粟壳。

[6] 肉蔻：肉豆蔻。

增加六君子汤

治产后痢疾，因食伤脾胃，或血渗大肠。

六君子加山楂、神曲。姜、枣引。

凡兼呕吐，加藿香；虚寒，加木香、干姜、肉桂。

肉蔻汤

治产后休息痢，肚腹疼痛，下痢脓血，如红脑髓，里急后重。

槟榔、白芍、诃子、当归、人参、肉蔻、粟壳。

姜、枣引。热甚，加黄连、黄芩、地榆；脏寒，加附子。

加味四君子汤

治产后久痢脓血，腹疼发汗。

四君子汤加当归、川芎、白芍、黄连、地榆、枳壳。姜、枣引。

人参养胃汤

治产后外感风寒，内伤饮食，寒热头痛，或作疟疾。

人参、茯苓、藿香、草果、陈皮、法半夏、制厚朴、苍术、白梅。姜引。

秘效愈疟汤

治产后大虚，寒热甚者、疟症。

十全大补加干姜、陈皮、半夏、槟榔、草果、常山、乌梅。

姜二、枣二，酒水各半，炆服。甘草、常山一样多，食不呕。

小调经散

　治产后四肢浮肿，乃败血成阴流注。

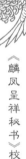

琥珀、没药、桂心、白芍、当归各一钱。共为末,每五钱,姜汁调下。

一治气血虚弱,发为水肿,宜健脾清利,自消。人参、白术、茯苓、黄芩、苍术、香附、陈皮、半夏、麦冬、山栀、木通,姜、枣引。

肾气丸

治产后脾胃虚寒,遍身浮肿,气急痰壅,已成水症,其效如神。

白茯苓三两,附子五钱,川膝、肉桂、泽泻、丹皮、山药、山萸[1]、前子各一两,熟地四两(酒蒸)。

防己散

治水肿。妇人属阴,从足起可治,从面起谓阴阳相反,不治。

防己、猪苓、枳壳、桑皮各一两,商大[2]、甘草各三钱。

每四钱,水煎服。

加味四物汤

治产后大便闭涩,因气血俱虚,不能运动。

四物加人参、白术、干姜、肉蔻、肉桂、枳壳、紫苏、甘草。姜、枣引。

加味八物汤

治分娩过于用力,堕出阴门,风吹以致不闭。

人参、黄芪、白术、茯苓、白芍、熟地、川芎、归身、防风、白芷、荆芥、半夏、独活、升麻、枳实、山楂。

姜、葱引。服后,将渣入冬青[3]、艾叶、葱白煎洗。

---

[1] 山萸:山茱萸。

[2] 商大:根据(宋)陈自明《妇人大全良方·卷之二十二·产后四肢浮肿方论第十》之汉防己散,疑为"商陆"。

[3] 冬青:疑为"冬青叶",即冬青科植物冬青的叶片。性寒,味苦涩,有凉血止血之功。

一治茄病[1]。黄芪、人参、白术、甘草、当归、川芎、升麻、柴胡、胶枣[2]三个,水煎,空心,加白芍,醋一杯,全服。

一方治尿胞[3]不收,因产用力太过,若将塞入,小解仍出,久而不愈,名"茄子病"。

归身(酒焙干)一两,升麻(酒浸)一两,芡实(肉净)二两,人参一两,龙骨(煅过)一两,生绢五尺(烧存性)。

各为末,合一处,再研匀,每三钱,水醋各半盏,调下,一日二次,空心服效,不论新久皆应。

续命煮散

治产后血虚伤风,半身不遂,牙关紧并[4],失阴[5]等症。

四物加人参、肉桂、远志、半夏、甘草、防风、荆芥、羌活、细辛、干葛。姜、枣引。

汗多,加黄芪。

参芪汤

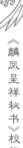

治产后子宫突出,经宿破落一片。

四物加人参、黄芪、升麻。

四帖服,仍育子。

又治阴户下一物如盆,用升麻、黄芪,大剂服二次,宽一时随入,有当归存内。

又治产后阴户下一物如怕[6],约重斤余,用白术、黄芪、人参、升麻、归身,

[1] 茄病:又名子宫脱垂、阴挺、阴下脱等。指子宫从正常位置向下移位,甚至完全脱出于阴道口外。
[2] 胶枣:指蒸熟的枣。(明)李时珍《本草纲目·果一·枣》:"煮熟榨出者为枣膏,亦曰枣瓤;蒸熟者为胶枣。"
[3] 尿胞:膀胱。
[4] 牙关紧并:据文意,应为"牙关紧闭"。
[5] 失阴:根据(宋)陈自明《妇人大全良方·卷三·妇人中风自汗方论》:"续命煮散治风气留滞,心中昏聩,四肢无力,口眼眴动,有时搐搦,亡失津液,渴欲引饮。此能扶荣卫、去虚风。中风自汗及产后中风自汗,尤宜服之。"疑为"亡失津液"之意。
[6] 怕:通"帕"。

连进三帖即收。

加味八物汤

此为平补之剂，专治产后半虚半实，腹内稍痛，诸虚服之安稳，乃王道之药也。

归身（酒洗）二钱（腹痛用尾），地黄（酒蒸，痛用生）一钱五分，白芍一钱五分（痛加五分，新产一二七忌），川芎一钱（头痛加五分，肚痛用小芎），人参一钱（腹痛加五分，无痛尽减之），黄芪一钱（虚甚则用），白术一钱（肚痛减五分，不思饮食不减），白苓（去皮）一钱（大便泄减五分，二便燥涩加五分），甘草八钱（肚痛减五分，胀满减五分），红花一钱（腹痛加五分，无痛尽减），蒲黄二钱（腹痛甚加一钱，不痛尽减）。姜、枣引。

按八物：有四物养血，如法加减，虽有瘀血结块，尤宜服之；又有四君养气，如法加减，亦不妨其气也。更有手拈破积散，服一剂更妙。

秘授黄芪汤

此为峻补之剂，专治产后元气虚弱，或四肢倦怠，卧床不起，六脉濡涩，腹为疼痛，或冷汗，或泄泻，或饮食少进，实产后诸虚之要药也。

人参、黄芪各二钱，白术、白芍各一钱五分，甘草一钱，当归二钱，干姜五分，肉桂八分，丁香五分。

如虚者，肚痛，加红花一钱、蒲黄一钱，枣引，不拘时服。凡产之妇无不体虚，此方虽有干姜、肉桂、丁香，不为燥热，矧[1]为虚寒，正宜服之。切勿使其汗多亡阳，以致不救。虽有他症，不过末事，治本为先。若有肚痛、腹痛，佐以行血之药；如有外感、身热、头疼、喘咳等症，量加苏叶五分，疏通外邪，不可与伤寒全治。

手拈破积散

治产后心疼，腹痛有块，牵走痛甚，不论寒热，不拘远近，一帖即效。更有男子肚痛，服药不愈，必然气血凝滞，用之亦效。

---

[1] 矧（shěn 审）：①况且；②亦。

归尾(酒洗)一钱,生地(酒洗)、白芍各一钱五分,小芎(酒浸)、枳壳、桔梗、广皮各八分,红花五分,丹皮(去骨)一钱五分,苏木、蒲黄、桃仁(去皮尖,研)、蓬术[1]、制香附各一钱,甘草三分,木香(研末)待煎,入五分调下。

共十六味,作一剂,枣三枚,酒碗半,煎至八分,碗斟出,待温,入木香调,渣再煎。如不饮酒者,以水煎出,入酒一杯服。割经亦效。按此方功在丹皮,效在归尾。凡妇人产下,百节皆动,经血尽流,少有不动,积结成块,后为固患[2],治而不愈,则成血瘕,更难调治。经云:血滞则痛,气滞则热。此方大能开气行血,妇人要药,诸病可治。诗曰:四物枳壳广陈皮,牡丹苏木蒲黄随,桃仁红花共莪术,甘草香附并用之,酒煎还加木香末,血滞既行病皆宜[3]。

大凡产后,以补血为主,总不外四物、八物、十全大补、归脾、逍遥诸汤,纵有他病,止可随症,量加他药。产后补虚,用参、芪、归、木[4]、芎、草、陈皮之类。如收热,用茯苓淡渗其热,此其轻者,如重,必用炒黑干姜。天时热,又加干姜,何也?要知此非弓余之邪,乃阴虚生内热耳。

六味丸,血虚发热神剂,壮水之主者也。八味丸,脾胃虚火要药,益火之源者也。

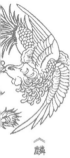

卷十　妇科杂症

妇人翻[5]胃,呕吐不食。人参、当归、白芍、黄连、砂仁、藿香、陈皮、白蔻、香附、青皮、枳壳、桔梗、厚朴、半夏、甘草、乌梅、木香,姜引。

妇人脚软,难于步履。制苍术一钱五分,川牛膝一钱二分,生地、独活各一钱,黄柏(盐酒炒)、知母、秦艽、白芷各八分,甘草五分。

妇人身体虚弱,口舌烂痛。炙芪[6]二钱,人参一钱,白术、归身各一钱,黄柏(蜜炒)、甘草各六分,陈皮八分,制附子五分,姜、枣引。

---

[1]　蓬术:据下文,即"莪术"。
[2]　固患:"痼疾"之意。
[3]　诗曰……皆宜:此方歌中少一味"桔梗"。
[4]　木:据文意,疑为"术",即白术。
[5]　翻:通"反"。
[6]　炙芪:炙黄芪。

妇人小水[1]如米泔汁，下出如猪膏形，日久体瘦。四物，加瞿麦、木通、猪苓、泽泻，清利之剂，三十余帖而安。

妇人肠风下血。当归、黄芩[2]、半夏、苍术、滑石、甘草、知母，水煎服。

妇人因怒，口眼歪斜，痰涎上壅，口噤发搐，乃脾肺气虚，而肝木旺也。六君子汤，加木香、钩藤、柴胡，渐愈，又用加味归脾汤调理。

妇人忽不语半年，两尺浮数，先用六味丸，料加肉桂，四服稍愈，乃以地黄饮多服而痊，男子多有患此者，治全。

妇人两眉棱角骨痛，连及太阳，面青多恼，系肝经风热，用选奇方合逍遥散，加山栀、天麻、黄芪、半夏。

选奇方：羌活、防风、酒芩（冬去之）、甘草（夏生、冬炒）。

妇人脱肛，由太阳大肠虚寒，其气下陷，用补中益气、加味归脾二方，各服而愈。若因分娩伤力，复脱亦效。

妇人阴痒生虫，属肝经木旺所化，当用龙胆泻肝汤[3]。胆草、泽泻、车前、木通、生地、当归、山栀、黄芩、甘草。及逍遥以主其内。外用桃仁、雄黄研末，或鸡肝纳入阴中，以制其虫。捣桃药[4]，绵裹纳入妙。

妇人阴内痛痒，内热倦怠，少思饮食，乃肝脾郁怒，元气虚损，湿热所致。用补中益气汤，加黄芪、白芍、栀子、车前、丹皮。

妇人素性急，阴内痛，小便赤涩，怒而愈甚，或单热，或寒热，属肝经湿热所致，用当归、川芎、茯苓、白芍术[5]、灼芍、栀子、柴胡、黄连、丹皮、泽泻、车前子、生甘草。

妇人久痢肠滑，用理中汤，加肉蔻、诃子。或用十全大补，加木香、肉蔻。男子亦然。若水泻者变浓血，血乃脾传于肾，难治。先痢而后水泻者，亦不治。

妇人久患臁疮，因步履大劳，恶寒发热，倦怠懒食，疮口出血，乃元气而不能摄血，用补中益气汤而愈。

阴中生虫如小蛆，乃心气郁而邪火所致，宜用四物，加黄连、胆草、木通、石菖蒲，以通心窍郁滞。外以银杏散，绵包纳入阴中，杏仁、水银（锡制）、轻粉、雄

---

[1] 小水：应是指女性之白带。

[2] 黄芩：疑为"黄芩"。

[3] 龙胆泻肝汤：此方本有"柴胡"，根据（明）薛己《校注妇人良方·卷之八·妇人阴痒方论第十七》所载，疑为作者遗漏。

[4] 桃药：疑为"桃叶"。

[5] 白芍术：本方已用灼芍，即"炒芍药"，根据（明）薛己《校注妇人良方·附录女科撮要·阴疮》所载，疑为"白术"。

粉各一钱。

阴器外生疙瘩，内生细虫，痒不可忍，此虫食人脏腑。即危，令人多发寒热，与劳瘵相似，面黄肌瘦，咳嗽生痰，切勿因循。急以逍遥，吞芦荟丸，早晚二服。外以银杏散，绵包纳入。

芦荟丸

芦荟、胡连[1]、当归、白芍、胆草、川芎、芜荑[2]、木香、甘草。

阴内痛痒，不时出水，食少体倦，肝脾气虚，湿热下注，用归脾汤，加丹皮、山栀、芍药、柴胡、甘草，治之效。

阴内浮肿坚痛，苦不可言，用白矾、甘草各五钱，大黄一两，共为末，水和如枣丸，绵包入阴中，一日两换，以愈为度。

利乳散

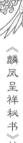

治气不足。
通草、木通、川芎各二两，山甲十四片(炒)，甘草一钱。
水煎，用猪蹄煮汁，入药全服。

阴器腐烂，脓水淋漓，肿痛寒热，小便赤涩，内热口干，肢体倦怠，饮食少思，由肝脾亏损，用补中益气汤，加山栀、茯苓，数服少安。又以归脾汤，加山栀、茯苓、川芎，十余服，诸症悉退，唯内热尚在。再以逍遥散，倍用山栀而愈。

华佗消毒散

治产后乳核疼痛，憎寒壮热，红肿坚硬。
当归、川芎、白芍、青皮、贝母、瓜蒌、连翘、石膏、甘草节[3]、花粉、天丁、金银花、橘叶十一片。
水煎，入酒服。

---

[1] 胡连：胡黄连。
[2] 芜荑：为榆科榆属植物大果榆的种子经加工后的成品。性温，味辛、苦，有消积杀虫之功。
[3] 甘草节：为豆科植物甘草的根或根茎内充填有棕黑色、树脂状物质的部分。生用性凉，味甘，有解毒消痈之功。

妇人身发疙瘩，或生丹毒痛痒，抓破脓水淋漓，发热烦渴，头目晕眩，日晡益甚，系血虚内热之症，以当归饮，加柴胡、山栀而安。

妇人因怒，身发疙瘩，增[1]寒壮热，系肝火，用小柴胡汤，加黄连、山栀而安。后口苦胁痛，小便淋漓，仍以前药治之。

治男妇气痛。乳香、没药、玄胡、木香、枳壳，共为末，酒下，**名乳香散**。又方，用荔枝核（煅存性）五钱、香附一两，为末，每服二钱，盐汤或米汤下，**名蠲痛散**。

秘方先当发大汗，用麻黄、桂枝、柴胡、防风、荆芥、陈皮、半夏、枳壳、干葛、升麻、桔梗、紫苏叶，姜葱引。至晚煎服，厚被盖发汗后，五鼓进后方下之：归尾、赤芍、红花、桃仁、苏木、炒干漆、三棱（生）、苍术（生）各一钱，土牛膝三钱，刘寄奴二钱，斑蝥（糯米炒，一月一个，去头足）、红娘子[2]（生，亦论月数）、车前子、茯皮各二钱，冬葵子一钱，肉桂七分，半夏、生麝[3]三五分，酒炆熟，入麝搅匀服。

妇人经漏，肝经不能摄血者，用归尾、枣皮、淮药[4]、生地、粉丹[5]、龟胶、阿胶、茯苓、地榆、红花、枳实、枳壳、臭椿皮，川酸浆草为引。如愈后，服八珍

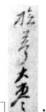

汤，加龟胶、阿胶、远志、枣仁、□□□，大枣为引。[6]

卷十一 医学入门

凡医，男、妇皆然。

---

［1］增：通"憎"。

［2］红娘子：为蝉科昆虫黑翅红娘子或褐翅红娘子的干燥虫体。性平，味苦，有毒，有活血化瘀、解毒散结之功。

［3］生麝：生麝香。

［4］淮药：淮山药。

［5］粉丹：粉丹皮，为牡丹皮刮去外皮者。

［6］妇人经漏……大枣为引：此段笔迹与前不同，疑为后人添加。

观形：

第一看他神气色，润枯肥瘦起和眠，活润死枯肥是实，瘦为虚弱古今传，谦[1]体即知腰内苦，攒眉头痛与头眩，手不举兮肩背痛，步行艰苦脚尖疼，叉手按胸知内痛，按中脐腹疼相连，但起不眠痰夹热，贪眠虚冷使之然，面壁身倦多是冷，仰身舒挺热相煎，身面目黄脾湿热，唇青面黑冷同前。

听声：

第二听声清与浊，鉴他真语及狂言，声浊即知痰壅滞，声清寒内是其源，言语真诚非实热，狂言嚎叫热深坚，称神说鬼踰墙屋，胸膈停痰症嚎颠，更有因循日久病，声音遽失命归泉。

问症：

试问头身痛不痛？寒热无歇外感明，掌热口不知食味，内伤饮食劳倦形，五心烦热兼有咳，人瘦阴虚火动情。除此三件见杂症，如疟如痢必有名，从头至足须明问，症候参差仔细听。

头痛否？痛无间歇为外感；痛有间歇为内感。

目红肿否？或暴红肿，或素疼痛。

耳鸣耳聋否？或左或右久聋者，不敢纯用补涩之剂，须兼开关行气之药。

鼻有涕否？或无涕而燥，或鼻塞，或素流涕不止，或鼻痔[2]，或酒渣鼻。

口知味否？或不食亦能知味，为外感风寒；或食亦不知味，为内感伤饮食。

口渴否？渴饮冷水者为热；渴饮热水者为虚；夏月大渴好饮为暑。

舌有胎否？或白，或黄，或黑，或红而裂。

齿痛否？或上龈，或下龈，或有牙宣。

项强否？暴强则为风寒；久强则为痰火。

咽痛否？暴痛多痰热；素痛多下虚。

手掌心热否？手心热为内伤；手背热为外感；二者俱热，为内伤兼外感。

[1] 谦：疑为"欠"。
[2] 鼻痔：指鼻内所生息肉之类。

手指稍冷否？素冷则为体虚；冷则为感寒；不冷则为伤风。

手足瘫痪否？左手足背肫[1]不举或痛者，属血虚有火；右手足背肫不举或痛者，属气虚有痰。

肩背痛否？暴痛为外感；久痛为虚损夹郁。

腰脊痛否？暴痛为外感；久痛为肾虚挟滞。

尸骨痛否？暴痛为太阳经邪；久痛为太阳经火。

胸膈满否？已下为结胸；未下为邪入少阳经分；素惯胸满者，多痰火、郁、下虚。

胸痛否？或左或右，或两胁俱痛，或一点空痛。

腹胀否？或大腹作胀，或小腹作胀。

腹痛否？或大腹痛，或小腹痛，或脐中痛，或痛按之即止，或痛按之不止。

心痛否？久痛属火、属虚；暴痛属寒。

腹有痞块者或脐右，或脐上，或脐中，或脐下，或脐左，不可妄用汗吐下及动气凝滞之药，宜兼消导行气之剂。

心烦否？或只烦躁不宁；或欲吐不吐，谓之嘈杂；或多惊恐，谓之怔忡。

呕吐否？或干呕，或湿呕，或食罢即呕，或食久乃呕。

大便闭否？闭而作渴，作热者为热；闭而不渴，不热者为虚。

大便泄否？或溏泄，或水泄，或食后即泄，或黄昏时泄，共一日泄止几次。

小便清利否？清利为邪在表；赤涩为邪在里；烦数窘急为下虚挟火，久病及若[2]人得之则危。

小便淋闭否？渴者为热，不渴为虚。

素有疝气否？有则宜兼疏利肝气药，不可妄用升提及动气之药。

素有便血、有痔疮否？有则不敢过用燥药，烁阴伤脏。

有疮疥否？有忌收汗，宜兼清热养血祛风。

素有梦遗白浊否？有则为精虚，不敢轻易汗下。

有房室否？男子犯产则气血暴虚，虽有外邪，戒用猛剂，或先补后攻可也。

膝痿软否？暴痿软则为脚气或胃弱；久病则为肾虚。

脚肿痛否？肿而痛多为风湿；不肿，胫枯细而痛者为血虚，为湿热下注。

脚掌心热否？热则下虚火动。脚跟痛者亦肾虚有热，久病则为肾虚。

---

[1] 肫(chún 纯)：指后体的一部分，如"肩臂臑膊骼在两端"。
[2] 若：疑为"弱"。

有寒热否？寒热有间否？无间外感；有间内伤；午寒夜热为阴虚火动。

饮食喜冷否？喜冷则为中热；喜热则为中寒。

饮食运化否？能食不能化，为脾寒胃热。

饮食多少否？能饮食易治；全不食难治；惟伤寒不食亦无害。

素饮酒及食煎炒否？酒多痰热，煎炒多犯上焦，或流入大肠，而为湿热之症。

有汗否？外感有汗伤风，无汗伤寒；杂症自汗则为阳虚。

有盗汗否？睡中出汗，外感则为半表半里邪；内伤则为阴虚有火。

浑身骨节疼痛否？外感为邪居表分，内伤为气血不周，身重老痛则挟湿气。

夜重否？昼轻夜重为血病；昼重夜轻为气病。

年几多少否？少年病多可耐，老人病则元气难当，妇人生产少者气血犹盛，生产多年又多宜补不宜攻。

病经几时否？或几日，或几旬，或经年。

所处顺否？顺则情性和，而气血易调，逆则逆血拂郁，须服药中量加开郁行气之剂。

曾误服药否？误则血气乱而经络杂，急病随为调解，久病、缓病停一二日后，药之可也。

妇人调经否？或参前[1]为血虚，或参后[2]为血热，或当经行时有外感，经尽则散，不可妄药，以致有犯血海。

经闭否？或有潮热、咳、泄、失血、白带否？能饮食否？能食则血易调，而诸病自除；食减渐瘦者危。

有孕能动否？腹中有一块，结实能动，而无腹痛潮热等症者，为有孕；腹虚大胀满，按之无块，为气病，其经水亦时渗下。

有癥瘕否？腹痛潮热，一块结实为癥瘕。

产后有寒热、有腹痛、有汗、有咳嗽否？寒热多为外感。腹痛多为瘀血，或食积停滞。有汗，单潮为气血大虚。咳嗽为瘀血入肺，难治。

调经主方四物汤，诸症合加药性：

血热者：清凉之生地、黄芩、栀子、黄连、知母、黄柏、荆芥、麦冬、花粉、

---

[1] 参前：疑为"产前"。
[2] 参后：疑为"产后"。

丹皮。

血虚寒者：温补之黄芪、艾叶、炒蒲黄、干姜、肉桂、当归、白芍、川芎、熟地。

有痰者祛痰：陈皮、半夏、茯苓、枳壳、桔梗、南星、瓜蒌、云皮、贝母、橘红。

有痛者止痛：香附、玄胡、木香、吴萸、乌药、小茴、黑姜、砂仁、没药药[1]、乳香、灵脂、白芍[2]、青皮、莪术、三棱。

气虚者补气：人参、黄芪、甘草、白术、茯苓、陈皮，此方系后气虚补气。

气滞者行气：木香、腹皮、苏叶、厚朴、陈皮、香附。破气，桃仁、枳实、赤苓、三棱、枳壳、青皮、乌药，系气滞行气用[3]。

血闭者破血：桃仁、红花、苏木、莪术、三棱、丹皮、干漆、赤茯苓、赤芍、生蒲黄、泽兰。行血，白芷。

血多者止血：茅根、地榆、阿胶、藕节、归头、荆芥穗、侧柏叶、京墨、棕榈。

呕吐：藿香、砂仁、白术、生姜汁、陈皮、丁香、甘草、半夏、竹茹、乌梅。

肿满：茯皮、五加皮、防己、木瓜、猪苓、泽泻。当健脾，兼之小茴。

口渴心烦：花粉、麦冬、乌梅、五味、干葛、知母。

中湿：苍术、白术、防己、秦艽、苡仁、木瓜、茯苓。

泄泻：砂仁、茯苓、肉蔻、诃子、白术、车前、木瓜、粟壳、莲肉、藿香、山楂、神曲、麦芽、人参、炒姜。

心神恍惚：远志、枣仁、朱砂、茯神。

咳嗽喘急：杏仁、桑皮、桔梗、前胡、五味、苏子、麻黄、麦冬、天冬、阿胶。

脾胃弱：白术、山药、甘草、扁豆、莲肉、砂仁、陈皮、半夏、芡实、人参、茯苓。

心痛散

丁香一分，细辛一分，玄胡三分。共末[4]。

---

[1] 没药药：疑为"没药"。
[2] 白芍：四物汤已有白芍，疑为倍白芍或抄录错误。
[3] 气滞者……行气用：此二条，证、药间用朱笔交错相连，以纠正抄录错误。
[4] 心痛散……共末：此方笔迹与前不同，疑为后人所添。

卷十二 瘟 疫

其症大热,面赤目红,头痛如裂,脉或有力,或无力,或不应指,总不合症。甚至发狂,或耳聋,或泄泻。初起通用人参败毒汤,二三服。其后照六经变症用药,症似伤寒,传变乃可用之。其年若多雾瘴,宜用加减藿香正气散。瘟疫属大热者多,若见大热、口渴、便秘或发狂,用无极丸:熟大黄四两,麝一分。或滚痰丸。轻则竹叶石膏汤、六一散,甚则黄连解毒汤。又有用五瘟丸、二圣丹者。

加减藿香正气散

紫苏、甘草、苦参、陈皮各一钱,茯苓七分(泄多用),半夏七分(渴不用),黄连八分,石膏八分(眩多用),藿香七分(呕多用),白芷七分,柴胡七分(热多用),黄芩七分,川芎七分(头痛多用),苍术七分,木瓜七分(泄多用)。

气虚,加参,姜、枣引,煎服。

五瘟丸

见有实症时即用,看其年气运:如甲己年属土,甘草为君;乙庚年属金,黄芩为君;丙辛年属水,黄柏为君;丁壬年属木,栀子为君;戊癸年属火,黄连为君。紫苏、香附为臣,大黄三倍煎膏,入前末捣为丸,朱砂、雄黄为衣,或再加金箔更妙,井水化服。

二圣救苦丹

不论传经、过经皆可服用。
锦纹大黄二两(酒蒸),猪牙皂一两(虫不蛀者,火炙,去皮弦)。
为末,米糊打丸,绿豆大,绿豆汤冷吞下八九十丸愈。
时气发热,狂乱及热不退,或大便不通,用鸡子清一个、白蜜一大匙、芒硝三钱,井水调服。

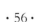

时气发热,变而发黄。茵陈、黄连、山栀、白术、茯苓、厚朴、木通、木香、白芍,生姜引,人参、干葛、黄柏,匀煎服。

疫疠结毒流注,面肿咽痛,用漏芦、蓝叶、升麻、玄参、芒硝、大黄。又方,用姜、葱汁水同煎,化广胶,敷,效。又方,以醋湿纸贴痛处,以炒盐熨[1]。

凡入疫疠之家,须腹饱胆雄,坐必移凳,茶来以五虎诀□[2]之,又剑诀抹之,余茶向内浇之。入房看脉,须防发狂,先令其家人入房门。诊脉时面向别处,以避气候[3],略看即止。用大油条点灯,观其形色,言语高大。或勿饮,退让,药资夹入药包内。别时语言须慎提防,不可错过,不可让过,过后下堑诀,过桥缺[4]下堑诀。

避疫搐鼻散

以雄黄为末,烧酒调涂耳鼻,既出以纸条探鼻,令嚏佳,或食大蒜数茎亦可。

洁古雄黄丸

雄黄五钱,赤小豆二两(炒),丹参、鬼羽箭各二两。

为末,蜜丸,每服五丸,温水下。

一方,用贯众置水缸内,饮水不染。

治瘟疫邪气百病,用枣一枚,祝曰华表经,念七遍,望天罡取气一口,嘘于枣上,令病人嚼之,汤水任下,此三字鬼之祖名也。

远行寓宿,偶有邪魅,但至宿所,望空书九龙符,则鬼魅不敢动。

一方,用苦参七寸,槟榔一个,置水缸内,饮水一家不染。

---

[1] 熨:疑为"熨"。
[2] □:疑为"咒"字俗写。
[3] 气候:据文意,应为气息。
[4] 缺:疑为"阙"。

辟瘟丸

真麝香三分,箭头砂[1]九分,鬼见愁[2]七分,真比心[3]五分,明黄五分,生苍术九分,金箔二十个,银箔十个,石菖蒲五分,乳香五分,草果三分,大蒜捣汁。为丸。

进病人房开五雷诀,见病人开五黑诀,出门归用堑诀,过桥后用堑诀。

诊脉

左心小肠肝胆肾,又[4]肺大肠脾胃命,一呼一吸为一息,一息四至是无病,六数七极八九亡,三迟二败一死论,浮表沉里内外殊,迟寒数热虚实定,要知阴阳与寒热,只在有力无力分,浮缓伤风紧伤寒,沉实为阳虚为阴,凡见不足须有补,若见有余便用攻,脉理精微言难罄,学者虚心仔细认。

上高游氏妇科秘方（宝台和尚传）：

妇人有孕三五七个月,胎气不顺,腹内疼痛,四肢冷痹,呕逆不安,饮食少思。紫苏香附广陈皮,黄芩砂仁木香随,更有前胡与枳实,乳香没药大腹皮。名紫苏安胎饮。姜、枣水煎,空心服,忌生冷、煎炒、鱼、面。

胎前惊,犯腹痛攻心,胎漏多血,不治恐胎干而儿危,用后药立效。八物砂仁荆芥穗,大腹苓陈枳实是,苎根[5]香附与紫苏,阿胶艾叶同煎治。当归要头,元参亦可,根一块,同姜、枣煎,空心,不拘时服,忌各色母肉。

安胎和气,止痛住呕:安胎和气芎归芍,黄芩知母大腹砂,香附紫苏陈白术,茯苓甘呕橘红加。

治胎漏不止,无痛者:八物阿胶与地榆,香附紫苏共陈皮,大腹苎根姜同煎,腰痛山药外加之。

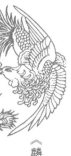

———————

[1] 箭头砂:朱砂,因天然朱砂以明净光亮、型似箭头的版面且红嫩者最佳,故名"箭头朱砂"。
[2] 鬼见愁:无患子。为无患子科植物无患树的种子。性平,味苦,有毒,有清热、祛痰、消积、杀虫之功。
[3] 真比心:此物所指不详。白族称"盐"为"比"。真比心疑是指矿物盐结晶体之中心部分。
[4] 又:通"右"。
[5] 苎根:苎麻根。

娠妊二三月，呕吐酸水，饮食不进，肚胀：八物除却熟地黄，黄芪香附茯皮当，橘红砂仁并乌药，紫苏煨姜根煎汤。

娠妊三四月，呕吐清水，饮食不进：川芎白芍与茯苓，白术甘草缩砂仁，前胡香附共知末，竹茹生姜灯心引。

产后伤风，肚痛呕泄，虚汗头痛，口干怕寒：川芎、赤芍、厚朴、陈皮、甘草、茯苓、白术、丹皮、木瓜、黄芪、干姜、肉桂、诃子、肉蔻、苡仁、莲肉、煨姜五片、枣子一枚，莲子[1]七个（略炒），仝煎。

产后虚汗不止，多是伤风：当归、川芎、黄芪、厚朴、陈皮、甘草、白术、茯苓、茯神、麦冬、牡蛎、防风、麻黄，姜、枣引。甚者，加浮小麦一钱，煎过仝炆服。

小产后血块走动，痛不可忍：用（归尾、川芎、黄芪、厚朴、陈皮、甘草、白术、茯苓、茯神，以上诸药，不用取用。）归尾、川芎、赤芍、三棱、莪术、丹皮、小茴、玄胡、母草、桃仁、红花、乌药、干姜、肉桂（怕冷，方用），姜、枣，酒水煎服。

男、妇气痛通用：玄胡六钱、没药（笋箬制）四钱，五灵脂（炒烟尽）七钱，小茴（炒）二钱，木香八钱（生磨），砂仁三钱（略炒），香附（制）四两，共为末，当用米汤下。呕苦水，用姜汤下；口渴，用灯心汤下；滚上滚下痛，用热汤下，神效。此方宝台言，游家失传，不可擅授他人，名二香却[2]气痛散。

妇人风湿客于脾经，以致面目虚浮，四肢肿满，腹胀气促：大腹皮、广陈皮、茯苓皮、桑白皮、生姜皮，名五皮散。姜三、枣二，水煎服。

妇人调经水，养气血，壮元阳，暖子宫，无子者，服之即孕，屡验之丸药也。当归（酒洗）二两，人参一两五钱，没药、乳香（笋箬制）各一两，艾叶（醋煮，焙干）一两，远志（酒煮）一两，陈皮一两二钱，川芎（炒去汗）二两，白术（米泔浸煨，陈壁土炒）二两，粉草（蜜炒）八钱，黄芪（□炙）□两，熟地（酒蒸）三两，砂仁（炒）两二钱，干姜（土炒）八钱，白芍（酒浸，煨软）两二钱，茯苓（去皮）二两，条芩（酒炒）六钱，阿胶（炒）二两，香附（四制）二两，山药二两，木香一两（不见火），肉桂（土炒）五钱，角茴[3]（炒）一两。如白多者，加肉苁蓉（酒洗）一两，升麻五钱。自四月至八月，减姜肉，自九月至三月，可用。共为细末，炼蜜为丸，或酒，或姜汤，或米汤下。

妇人经水不通，潮热，咳嗽，腹痛不止：当归一两，川芎三钱，白芍八钱，麦冬八钱，知母八钱，槟榔三钱，丹皮、桔梗、桑皮各三钱，陈皮、半夏、茯苓各八

---

[1] 莲子：方中已有莲肉，此处疑有二：一为生、熟之区别；二为重出有误。
[2] 却：疑为衍字。
[3] 角茴：八角茴香。

钱,甘草一钱,前胡三钱,玄胡三钱。如有子午潮,加柴胡三钱,地骨八钱,制香附八钱。后服通经药,当归一两,川芎三钱,白芍、桃仁、红花、乌药各八钱,三棱、莪术、丹皮各三钱,干漆、玄胡各三钱,赤芍、香附各八钱,槟榔。前方乃系气血之药,服至十帖可安,然后服通经之剂。如不见效,或效而反复,此不治之症,不可妄治。又或泄泻,不思饮食,俱不治也。

产后泄泻,身热:人参、黄芪、甘草、柴胡、知母、厚朴、陈皮、半夏、茯苓、白芍、川、归、羊芍[1],姜三,水煎,空心服。

产后作寒战,咬牙作泄:人参白术茯苓草,芎芍半夏与干姜,内加五片泡附子,空心一服水煎汤。

产后四肢骨节作痛,头疼恶寒:羌活防风苍术,白芷荆芥归芎,官桂半夏姜引,三片一服成功。

产后胞衣不下,用脱衣散:胞衣不下土牛膝,瞿麦滑石归尾的,木通葵子赤小豆,贝母丹皮干漆炙。水炊,用本妇裙带烧灰,调服。又方,牛膝、木通三钱,葵子、枳壳二钱,归尾二钱,滑石四钱。

妇人难产,及二三日不下,横生逆产:葵子、白芷各三钱,车前一两,壳[2]二钱(研)。连日不产,加牛膝;痛而不坠,大腹员[3]一钱;欲产不产,无痛者,血弱,归、芍(白芍)煎。小[4]煎熟,入酒少许,服之立效。

催死胎妙方,名牛膝汤:牛膝汤归瞿麦通(木通),附香滑石加减用,又方伏龙肝为末,温酒二钱调为宗。

妇人月水不调,胀痛,或用白术、茯苓、京芍、川归、川芎、青皮、香附、芩、连、甘草、五灵脂、乌药、玄胡,姜三引,水煎温服,经脉何愁难疗。

妇人经闭不通,两月一次朦胧:玄胡二芍归芎,香砂甘桂桃红,木香乌药棱术,生姜三片同功。

又有一月两次:八物、芩、连、香附、黄芪、乌药、荆芥穗,扣出川芎无误,生地黄。

以上三方验甚。

胎前二便闭索[5]:大腹、紫苏、乌药、泽泻、猪苓、甘、赤茯、白术、白芍、黄

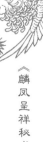

《麟凤呈祥秘书》校释

---

[1] 羊芍:疑为"赤芍"。
[2] 壳:根据(明)武之望《济阴纲目·卷十临产门·产难治验》,此指枳壳。
[3] 大腹员:根据(明)龚信《古今医鉴·卷之十二·产育》之催生立应散,疑为大腹皮。
[4] 小:朱笔在原字上添为"水"。
[5] 索:通"锁"。

芩、茯神、灯草、生姜。二便通流，安乐，此一方最好。

产后咬牙寒战，人事昏迷，谵语心烦，结如刀刺，小腹脚腿疼痛：当归、赤芍、甘草、玄胡、白芷、三棱、丹皮、雀恼姜、香附、蒲黄、莪术、青皮；热多恶寒，干漆、桂、桃仁、红花、五灵脂、煨姜、黑豆同煎，熟酒和童便，木香研，此一方更妙。

1954注：妇人难产，韭菜、沙圹[1]铁（在三二父）、虎骨[2]。

附： 浙传杂方。此系盛县尊为高安知县时传以济人者，不可轻视。

调经种子仙方

月信不拘前后皆可服，并治血崩百验，但不可任时医加减分两、味数，如违不验。

当归（全身酒浸，略蒸）一两五钱，广皮一两二钱，川芎五钱，覆盆子一两，枸杞一两，白芍一两二钱（壁土炒），熟地三两（酒浸，九蒸九晒），菖蒲一两四钱，制香附一两五钱，北沙参一两五钱，远志五钱，生地一两，菟丝一两，麦冬一两五钱，枣皮一两，枣仁五钱，末香[3]五钱，甘草五钱，条芩一两二钱，肉桂三钱。

用艾水熬蜜为丸，空心，每服三十丸，或随分两多少，捡作水药十贴。亦可先验[4]用艾叶为引。若丸药必要依法精制。然服此方者，不可遽服，恐有感冒，须先服参苏饮，二三剂为妙。

又方，川芎、熟地、红花、陈皮、砂仁、乌药、蕲艾、萆薢[5]、甘草，以上九味各二钱，当归五钱，白芍四钱，玄胡索三钱，香附三钱，小茴二钱，分为四占，加姜三片，水煎，早空心服。候经行时服起，每日一剂。至第四日经尽交合，即有孕矣。如初次不孕，后次再服，至三四次必验。倘夫不在家，或经水未行，勿服。如经来先期数日者，去艾，经即自调，而受胎矣。此药能治女人子宫寒冷，或经至时腰腹疼痛，及前后不准，久不受胎者殊效。

---

[1] 圹：通"矿"。
[2] 1954注……虎骨：此条笔迹与前不同，疑为后人1954年所加注。
[3] 末香：疑为"木香"。
[4] 验：以为衍字。
[5] 萆薢：草薢。

阴挺方

女人阴中突出一物,长五六七寸是也。

当归五钱,穿山甲五钱,蒲黄(炒)五钱,辰砂一钱,麝少许。

为末,每服三钱,酒调下,甚效。再用补中益气汤,加升麻、柴胡兼[1]服之。

血崩方

妇人久崩不止,用。

龙芽草[2]二三两,白鸡冠花一朵。

水、酒各一碗煎,露一宿,次早温服,渣再煎,次日温服,一二服即愈。

绝产方

红花一钱,肉桂一两,麝五分。

炼蜜丸,绿豆大,每服二十粒,牛膝汤下,永不产矣。

治产后腹痛,有积滞作泄方

当归(酒炒)八分,山楂九粒,熟地一钱五分,砂仁五分,白芍(酒炒)六分,广皮一钱,神曲一钱,丹皮六分,甘草三分,厚朴七分。

清水煎,食远服。

治一切难产催生丹

乳香五分,麝香五分,母丁香二钱五分(另研碎,再与乳、麝同研)。

用兔脑髓,研如泥为丸,芡实大,每服一丸,温水下,其药儿握掌出。此丸宜阴干,用油纸包藏竹筒内。

---

[1] 兼:应为"煎"。
[2] 龙芽草:仙鹤草。

打死胎方

麝香五分,肉桂三钱(去粗皮)。

共为末,温酒下,作一服。

又方,酒药[1]一枚,樟树皮二层。如腹痛,加大蒜二片,捣研贴脐。后用百草霜、牛栏上干粪,合早秆灰,酒调服即下。此又方系后[2],治胞衣不下方,不可用错在打死胎方。

又方,苍术、陈皮、厚朴、甘草、皮硝[3]各一两,前四味,水二碗,煎一碗,去渣入硝全服,封罐内书一"出"字。

治胞衣不下方

朴硝三钱,桂心一钱五分。

研为末,温童便调下,作一服。

缩小金莲方

硇砂三钱,白茯苓三钱,藁本三钱。

共为粗末,煎水三碗。又,用荞麦稿烧灰,热水淋汁,同前药水泡足。如此数日,自然软柔易裹。如脚生疮,是毒气出,用诃子肉研末,搽自愈。原生脚不过一月,即洗时不可犯手,如犯之手亦瘦小矣,慎之。

治小儿夜啼方

蝉蜕(下半截为末)一厘。

煎薄荷汤,入酒少许,调下即止。

治小儿卵胞肿[4]如灯笼:猪苓、泽泻、甘草节、金银花各五钱,分四帖,煎

---

[1] 酒药:指酿酒所需的酵母,用酒药制酒是中国传统的方法。
[2] 此又方系后:据文意,疑为"此又方,后又方"。
[3] 皮硝:为芒硝的粗制品。
[4] 小儿卵胞肿:疑为小儿阴囊肿大。

服,浮肿即消。

小儿因疳成痞,肚大肌露,目暗耳聋,骨瘦垂危者:谷精草(研末)、大别子[1](陈壁土拌炒,去油)、使君子(焙,研为末)、蛤粉(用紫边蛤蜊壳,火煅得研为度)、夜明沙(研末)、牡蛎(火煅研末)各等分,用猪肝一片,以竹刀开一口,入没药在内,线扎砂锅煮熟,连汤吃,其药每用八分或一钱。

鸡肝散

治小儿疳积,眼将起膜。

儿茶、雄黄、朱砂各等分。

共为细末,用鸡肝一个,忌水并铁器,以木槌捣烂,磁器盛之,下药末三分,用蜜半盏、醋半盏,同拌匀,纸盖好,饭上蒸,空心服。

小儿一切惊风发热咳嗽神丹

天麻一钱,防风一钱,僵蚕二钱(炒去丝[2]),白附子一钱,朱砂、郁金各五钱,麝少许,全蝎一钱(去头尾),薄荷二钱,胆星二钱,青黛一钱,半夏二钱(姜汁炒),老姜二钱,甘草一钱。

共为末,炼蜜为丸,朱砂为衣,每丸重五分,灯心、薄荷汤下或金银(花)汤下。

抱龙丸

天竺黄五钱,雄黄二钱,天麻五钱,胆星一两,羌活二钱,防风二钱,贝母一钱,辰砂三钱,麝三分,甘草一钱,钩藤二钱。

共为细末,炼蜜为丸,如皂角子大,薄荷汤下,能治惊风、痰嗽、潮热。热甚,柴胡汤下,验甚。

小儿红白痢如神:地榆、白芍、炙甘草(单红生用)、条芩,以上各一钱五分。不可信手乱拈,须用等戥[3]称水煎,五更空心服,午后即痊愈。单红,倍加地榆;单白,倍加白芍。忌生冷、荤腥三日,大人两倍用之。

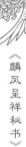

---

[1] 大别子:疑为"大腹子",即槟榔。
[2] 丝(mì 蜜):细丝。
[3] 戥(děng 等):用以称量微量物品的小型杆秤,最大单位以两计,最小以厘计,称"戥子"。

治痢方

陈苦瓜根,或陈干萝卜、白菜亦通用(陈久者更妙)。

煎水服,数次愈。

又方,黄芩一钱二分,白芍二钱二分(生用),山楂一钱二分,枳壳、厚朴、槟榔、青皮各八分,当归五分,红花(酒洗)三分,木香二分(单白五分),川连一钱二分。单赤,加地榆五分,桃仁一钱(去皮尖,研);单白,加桔红四分;滞甚,加大黄二钱(酒炒)。

又方,黄瓜蒌烧灰为末,红痢蜜汤,白痢沙糖下,空心服。

治一切疮恶、无名肿毒、发背无一不效:归身五钱,金银花五钱,天丁二钱,天花粉三钱,甘草二钱,花椒三十粒,或川椒九粒,用酒醇一并、水一并,用炆服。任极恶疮毒,不过二三服必验。

对口疮验方

用茄蒂七个匕等,老戡称过份两,又何首亦称此重,同煎连服,数次必效。如蒂湿(于)首乌,蒂即倍重;首乌湿似蒂,首乌即倍重。

治软节^[1]膏药方

蓖麻仁四钱,松香五钱,国丹^[2]二钱,铜绿二钱,杏仁三钱,轻粉二钱五分。

将药并总,用斧头捣一千下,后以布挞作膏药,贴上,愈即自落。

疥疮百验方

硫磺三钱(醋煮),人言^[3]三分,花椒一钱,生矾^[4]一钱。

---

[1] 节:通"疖"。
[2] 国丹:铅丹。
[3] 人言:又名"信、信石",即"砒石"。
[4] 生矾:生白矾。

研末,以鸡蛋挖一孔,出白存黄,将末入蛋黄内搅匀,湿纸封口,煨熟取出捣烂,猪油调搽。

三香定痛饮

内托。

木香、黄芪、紫苏、厚朴、人参、甘草、桔梗、官桂、乌药、当归、芍药、白芷、川芎、防风、乳香、没药各等分。姜三、枣一,水煎,八分服。

对口疮方:鲫鱼一尾去鳞,连肠捣烂,入头垢三四钱,再加蜜同捣匀,从外围入里面,留一孔出毒气,如干再换。若已成将出脓,他人不治,此方可治。外围此药,内服三香定痛散,姜片、艾火烧三丸,即愈。

疔疮神效方

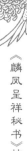

白矾一块如栗子大(烧灰枯用),好银朱一钱,鸡蛋一个(煮老,去白存黄)。

同研,用无灰老酒[1]调服,絮盖取汗即愈。真起死回生圣方也!服药后,头上有根红发,须去之。

又方,以白菊花根擂酒服,渣敷疮上切验。

又方,疔用针挑断红丝,以火刺之,内服消风败毒散。

汤泡火烧疮方。凡遇此等,切不可用冷水浸,恐毒内攻,必致溃烂。即取酒洗之,以拔其毒,内服小便,然后以麻油调滑石敷之,止痛不烂。

又方,以柴灰调搽,亦能止痛。以煮熟蛋黄,将灯挂煎出油,搽之即愈。

臁疮方

白芷梢、黄柏、海螵蛸。

研末,加水,黄丹般重。

又用,白蜡一钱,黄蜡二钱,同麻油煎膏贴之,凡黑膏贴之愈烂者,必用此方,臁疮结口。

---

[1] 无灰老酒:指不放石灰的陈年酒。古人在酒内加石灰以防酒酸,但能聚痰,所以药用须无灰酒。

止痛去毒神膏方

黄、白蜡各三钱,血蝎二钱五分,硼砂八分,儿茶八分,黄柏二钱,甘草一钱,雄黄一钱,没药一钱(炒焦色)。

将八味研末,先将黄、白蜡入熟猪油内熬化,离火,随将没药入油内搅匀,用油纸作夹纸豪闻贴,每日一换,先将茶洗,数日自愈。

血疯疮:黄柏、黄连、黄芩、花椒,共煎水一碗,将炉甘石一两,用炭火煅红,药水淬三次为度,去水不用,焙甘石为末,再加冰片五匕和匀,干者用棉油调搽,湿者即以余末摡[1]之,极效。

梅疮方

生半夏六分、绿矾一钱、轻粉一钱。

为末,猪胆调搽。

瘰疬方

全蝎、马齿苋。

共为末,作丸服最效。未出脓者,殊效;已出脓者,再加敷药。此奉玉书丹方所传也。

又方,辰砂三钱,玄参三两,牡蛎三两,粉草三两。将牡蛎炭火煅过,同前三味研末,好茶调服,即饭内共茶调服亦可,日服数次效。

又方,全当归(酒洗)、桔梗、连翘(去心)、金银花(净)、钩藤(净)、陈枳壳,以上各二两,晒干研末。取黑公猪肚子一个,不要水,将末入内,外用线缝,取无药谷烧酒二壶,以桑柴缓火煮,酒干为度,取起去肚子不用,将药摊干。又须先取夏枯草一担,以水浸湿,置臼内椿烂,榨篮榨汁,放锅内熟煎,以花卸为度。将末与汁拌匀做饼,日中晒干,无见火,干后揉碎,又将汁拌,如是者七次,每次要汁二三碗,故草宜多服,即此汁为丸,每早饭后用,淡酒吞一钱或七八分,服

---

[1] 摡(shàn 善):舒展,铺张。(唐)柳宗元《哭连州凌员外司马(凌员外准也)》:"天庭摡高文,万字若波驰。"

至四五六两,可消。此系万验之方,依方精制,断无不效。

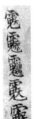

截疟方(温昌万传)。□□□□□ 以上五字,于将发之先,用朱书于后心印。

治眼仙方:宋朝元丰年间,有扬州太守,年七十,双目不明,无方可治,幸德行堪嘉,故有仙童传一奇方,搽洗三年,复如童眼,至今无不效验。其方每岁立冬日,采桑叶一百廿皮,闰年加十皮,阴干。每月用十皮,水一碗,砂锅煎至八分,搽洗。但洗之日,必须斋戒,切忌色欲、荤酒、喜怒,或有不依此传,洗之无效,切勿谤此仙方,仍伏洁诚再洗,必然成功。每向东日出,洗期开后:正月初五,二月初一,三月初五,四月初八,五月初五,六月初七,七月初七,八月初八,九月卅日,十月初十,十一月初三,十二月初五。

蕤仁膏

点眼去翳障如神。

蕤仁一两,硼砂一钱二分,片脑[1]五分,熊胆三分。

为末,同生蜜四两调匀,磁罐收贮。小便不通,用儿茶一钱,同萹蓄煎汤服。

明目方

南芍药十两(用陈米醋二十两,浸一宿,晒干,又浸又晒,以醋尽为度),五味子二百四十粒。

同晒干为末,每清晨,白滚水调三茶匙送下。目赤肿痛,将自己小便,乘热抹洗,即闭目少顷,此以真气退其邪热也。

治疝气外肾肿大:用老生姜七分,连须葱白三分,同捣去汁,用渣炒热,量

[1] 片脑:冰片。

其大小,作饼二个,倒换敷之,过夜一二次必愈。其葱等饼必热敷方妙。

治绞肠痧方

生白矾二钱(研末)。

用阴阳水[1]调吞即愈。

治心气痛,饮食不进,沉重欲绝者:三棱(醋煮)、莪术(醋煮)、良姜、槟榔、木香、青皮、乳香(去油)、香附、厚朴、姜汁(炒)、草蔻、陈皮、玄胡、五灵脂、大腹皮,煎汤,每服二钱,调下。

却痛散

治心气冷痛不可忍。

五灵脂五钱,蒲黄五钱,当归、肉桂、菖蒲、木香、胡椒各一钱,川芎一两五钱。

共为末,每用四钱,入盐少许,并盅小醋,入水煎温服。

治恶心胸胀,气痛呕吐,饮食不进方:五灵脂五钱(炒),枳壳三钱,玄胡四钱,香附(醋炒)三钱。

椿树散

治心气神方。

椿树皮,樟树皮。

等分为末,荞麦面糊为丸,弹子大,烧酒送下三丸。

法制五香丸

治远年心气胃气,胸满作饱疼痛。

上篇 《麟凤呈祥秘书》校注

---

[1] 阴阳水:一半凉水加一半的沸水,古人认为阴阳水可调和阴阳。

白柊香[1]一两,丁香五钱,南木香一钱,耳香[2]四钱,黑丑[3]二钱,没药四钱,五灵脂一两,白壳(去壳)六钱,栀子五钱(炒),雄黄二钱,枳壳四钱(去穰),四制香附四两,槟榔一钱。

血虚,加当归二两;有痰,加贝母六钱,远志三钱,牛黄一钱。共为末,炼蜜为丸,如梧桐子大,空心,木香汤下三十九粒。(白壳系白蔻。)

闩[4]肠气痛方

凡腹内气痛,小肚下如一支枪杀落小便者,皆由酒后行房之根,久痛则必伤人。用鸡屎炒热,以布袋兜在痛处,揉热则又揉,冷又炒热。

治肾气方

左肾痛,即以阳物为则,至于右腿上灸火三点。若右肾痛亦然,立效。若老年者,用荔枝四两,将肉剥吃,把核炒研末,每早用酒调下三分,甚炒。

治牙痛验方

甘草三钱,生地一钱,荆芥、防风各一钱,青皮、陈皮各一钱。
左边齿痛,加白术、白芍各一钱;右边齿痛,加黄芩、柴胡各一钱。熟石膏为引。
又方,川芎、细辛、五味子各五钱,皂角七钱(火烧存性),共为末,早晨擦牙神效。

治咽喉验方

咽喉肿痛不破,将筷子头舌上打湿,蘸厨房烟熏灶煤,到肿处一点即破,流出脓血即止。
又方,用牛膝,捣汁调入醋,放二三点鼻内。

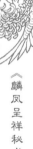

----

[1] 白柊香:根据(明)龚居中《外科百效全书·卷一》法制五香丸,疑为"白檀香"。
[2] 耳香:根据(明)龚居中《外科百效全书·卷一》法制五香丸,疑为"乳香"。
[3] 黑丑:黑色的牵牛子。
[4] 闩(shuān 栓):① 横插在门后使门推不开的棍子;② 用闩插上门:把门～上。

又方，腊月，取青鱼胆数枚，入明矾少许，挂于西北檐下阴干，遇症用一二分为末，以毛管吹入殊效。

治黄肿奇方

石膏四两（煨），栀子仁一两（炒），青矾四两（煅红），倍子[1]一两（炒）。

共为末，糯米糊为丸，日服三钱，淡酒送下。

凡遍身肿满，金匮肾气丸。

治喉痹双乳蛾

透明雄黄（研末飞过）五钱，郁金一分，巴豆廿七粒（去皮膜心油），共为细末，醋打麪糊为丸，如绿豆大，每服七丸，研细以盐梅煎汤下。或热，亦可候一时，或上吐顽痰，或下泄即苏，痊愈。如不吐泄，再服七丸，无不愈者。若牙痛关紧闭，用铁匙撬开灌之，但药可到喉咙，无有不活。小儿只用三四丸。此方专治一切缠喉急喉风，及胸膈气紧，蓦然咽喉肿痛，倒仆不语，手足厥冷，不省人事者，并皆可治，修合[2]宜涓[3]吉日。

咽喉痛，牙硝嚼烂，引出痰涎愈。

预治夹打血不奔心方

木耳（炒黑存性）为末，酒调三钱，服之任其夹打无恙。

又，夹棍伤，白松香二两，豆腐一块，同煮熟，取出捣如泥，敷上即愈。

取牙不犯手方

草乌、荜茇各一钱五分，川椒、细辛各三钱。

---

[1] 倍子：五倍子。

[2] 修和：修，指对未加工药材的炮制；合，指对药材的取舍、搭配、组合。修合就是指中药的采集、加工、配制过程。

[3] 涓（juān 捐）：〈动〉选择，如：涓吉日，陟中坛，即帝位，改正朔。——左思《魏都赋》。此处作"选择"意，指选择良辰吉日。

为末,以少许擦之,其牙自落。

洗镜方

水银一钱,升麻(不用),白矾三钱,锡二钱八分。

共为细末,洗之明极。

长须发方

芝麻叶、桑叶。

两种共捣汁一碗,顷滚洗七次,其法[1]可长二尺。

胡鮀子治痘疮初起、收热清理方

防风、荆芥、羌活、生地、丹皮各一钱,蝉蜕、青皮、柴胡、木通、桔梗各八分,连翘、陈皮各一钱,花粉八分,甘草五分。水煎服。

许含梅先生治浮肿神效方:升麻、柴胡各六分,白芍(酒炒)五分,甘草二分,广皮八分,厚朴一钱,扁豆七分(炒),木瓜七分,山楂七粒,荷梗三寸。阳水浮,加木通、滑石;阴水浮,加猪苓、泽泻。四剂全消。

愈后调理方:厚朴、广皮、半夏、苍术各八分,楂肉[2]、扁豆各七分,甘草三分,山药一钱,防风四分,苡仁二钱,姜二片。

治蛇蝎伤灵符:凡被蛇蝎蜈蚣咬伤者,即正心诚意,端坐秘念:一二三四五,金木水火土,无论蛇蝎与蜈蚣,只用虎口一撮土。念毕用虎口二指,于地上书符一道□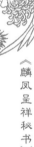,书时密念祝曰:吾奉老君,急急如律令敕。书毕,即书符之指撮符中土一些,掩在患处,喝曰住,即止痛。以上系盛县传。书符左四、右四、中二,共十□。

---

[1] 法:通"发"。

[2] 楂肉:山楂肉。

治人便血：用火麻仁半升，槐米[1]半升(略炒)，研末，面糊为丸，滚水下。

治人咬破伤方：用龟板或脚鱼板，烧灰为末，香油调搽。

治百病简易方：五月五日午时，或冬月丙丁戊己日，于不闻水声处，采威灵仙一味，阴干捣末，温酒调，日服二个，则夏无瘟疫，秋无疟痢。

治吐血方：用童便七分，酒三分，侧柏叶汁，温服即止。

梅疮三仙丹

水银一钱，明矾三钱，牙硝三钱，升香七升。

用黑公猪胆，调搽即愈。

蛇头指方：用鸡蛋开一孔，将指入内，待蛋化水，又连换三个，即愈。

肾囊风方：用小麦根，煎水洗之，愈。

脚忽烂，流血、流水、痛极方：将石灰澄水二次，去灰留水，入生桐油搅糊，搽上效。

脚久烂，浓血不止方：黄蜡三钱，铜绿三钱，为末，用麻油半碗，同煎为膏贴之。

治虫入耳痛方：用生姜擦猫鼻，其尿自出，滴耳内虫即出。或用麻油滴之，则虫死。不出或用炒芝麻枕之，则虫亦出，但不及猫尿之速也。

治骨鲠方

草果、威灵仙。

沙糖水[2]同煎，吞下三五口，诸骨化为丸[3]涎。

又，鱼骨鲠喉方。硼砂煅末，吹入即化，或用青果[4]磨水吞之亦化，核亦可。

颠狗咬方

用向东临水鸟立树根上皮，去外层粗，将内层白者，擂酒吃，虽鸣锣响、食

---

[1] 槐米：槐花。

[2] 沙糖水：根据(清)鲍相璈《验方新编·卷十二误吞诸物·诸骨卡喉》："砂仁、草果、威灵仙各三钱，加白糖一两，水煎，连服三四碗，无论何骨俱化，神效"，疑为"白砂糖水"。

[3] 丸：疑为衍字。

[4] 青果：橄榄。

盐亦无妨，此系屡验方。

又方，用屡见效：马钱子切片，麻油煎燥焙干，研末，空心调酒一杯，服一匙，俟头领有红发几根，即好，不必服，戒茶盐七日。

蜈蚣咬方

用鸡冠上血，与鸡黄屎，擦之立效。

蜂叮：苋菜叶捣汁，一擦即愈。

食野菇受毒方

用黑豆煮汁灌之。

刀伤并打破皮方。荔枝核捣碎为末，敷上立止痛生肌。

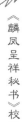

牙痛方

艾叶捣烂，入盐少许，塞痛处立效。又方，用樟树皮内层，入盐少许，捣烂塞痛处。

对凤仙花子，一名急性子，研水敷，神效，系医对口疮方。

莊黄[1]丸

莊黄一斤（用酒浸，蒸九次）。

为丸，可治红白痢。

妇人肋骨痛验方

全当归、黄芪、肉桂、川牛膝、大甘草、独活、白术、韭白[2]五分。生姜引。

又有加杜仲、骨脂、续断、秦艽、苡仁者亦可，男人亦用。

---

[1] 莊黄：大黄别名庄黄，与此二字形近，因此疑为"大黄"。
[2] 韭白：疑为"薤白"。

鼻血不止：用火纸摺厚浸湿，贴辫子上，将油纸条点灯熏，待脑后背一路直上作暖即止。

小便不通：用葱头七根，槌碎放脐上，将布缠住，以壶上滚水，烫之即通。

凡小儿溺水死，切不可倒，轻轻扶起抱住，起掌心火，将热掌倒腹上荡，换几人更换，又将口对口呵气，不可吹风，不久自活。

凡自缢死，将屎门紧闭，又将口对口呵气，不久自苏。若遗屎尿，不可救。

小儿急惊方：用衣襟包足后跟，一口紧咬，男左女右，俟啼哭声转方放。

慢惊方：用理中汤加人参、附子。

蛇舌惊：用火（针）刺人中穴。

小儿至圣保命丹

治惊风痰嗽。

天竺黄、天麻、白附各三钱，蝉蜕四钱，全蝎三钱，钩藤一两，苏梗五钱，前胡一两，粉草五钱，防风五钱，陈皮五钱。

研末，将沸汤调和为丸，用金箔、朱砂随一为衣，若有惊，先将风关上刺火一点，生姜磨汤服。

九种心痛：用玄胡、乳香、没药、灵脂、良姜各五钱，为细末，每服三钱，烧酒送下，即愈。

胞衣不下：用朴硝三钱，入童便，合酒煎服，即下。加当归、牛膝各五钱，尤妙。

鼻血不止：用小儿胎发，烧灰为末，吹入鼻中即止。

小肠疝气：用乌药一两，升麻、小茴各八钱，水煎，露一宿，空心，热服。

遍身麻木：用四物加荆芥、防风、白术各二钱，水煎服。

中风不语：用南星、木香、半夏、苍术、菖蒲、细辛、甘草各一钱，姜七片，水煎温服。痰盛，加全蝎，神效。

呕吐霍乱：用滑石三钱，滚水调服，即愈。

小儿脱肛：用金凤花连根煎汤，洗过，将芭蕉叶托上即止。

吞铜：用砂仁一两，水煎浓汁，食之自化。

擦牙乌须：擦牙乌须白茯苓，要好辽东香细辛[1]，倍子牙皂烧存性，等分研末固齿灵。

---

[1] 辽东香细辛：华细辛，为正品细辛，是细辛的道地药材。

擦铜如银：用好锡五分，先煎化，后入水银一钱，共为化，枯矾[1]一钱，共为末，擦之如白铜矣，洗镜亦可。

胁臊[2]：用枯矾一钱、蛤粉、樟脑各五钱，共为末，少许，擦之永去。

麻痘[3]成毒：麻毒，用生麻子捣烂敷；痘毒，用生黄豆捣烂敷即退。

取牙方：用白马汗三钱，玉簪花[4]三钱，甘草八分，雄磁石一钱，共为细末，擦牙上，咳嗽一声自落。（白马汗：用白布三尺，放马上，一连七次，将布烧灰存性。）

治蝇法：五月五日，用朱砂写白字，倒贴各处。

治蛇法：五月五日，用朱砂写茶字，顺贴各处。

治猪不饮：用皂角烧灰吹鼻中，然要小者，名猪牙皂，生炒、燥、研末，吹之更妙。

木鳖[5]川芎三味停，雄黄减半共匀平，三物为丸烧一住，自然蚊虻不相侵[6]。

卷十三　万　病　单　方

乌金散：用苦实[7]四两，黑豆煮三次，须煮过夜，每次换豆，掰开无白点，内外一色，方是火候。用竹刀刮去毛，切片阴干，面炒黄色，研为细末。其豆子须掘坑埋之，或六畜一吃即死。亦有细黄土炒者，待炒得鼓子起，掰开褐色，方是火候。用糯米将瓦礶，煨烂，入药捣匀为丸，如绿豆大，小儿丸（用）黍米打糊，俱忌铁器。凡孕妇不可服，其余大人二分五厘，小儿八厘。

一名蜀圣丹，白矾为衣，共治十五症：一痰火，二反胃，三火眼，四虚痨，五感暑，六红痢，七痘疹，八隔食，九咳嗽，俱姜汤下；十喉痹，十一积块，十二痞块，十三鼻衄，俱冷茶下；十四饱闷，烧酒下；十五虫咬心痛，黄酒下。

一名小灵丹，朱砂为衣，共治十八症：伤寒，瘫痪，半身不遂，偏正头（痛），

---

[1]　枯矾：指明矾煅干后的产物，即脱水硫酸铝钾。

[2]　胁臊：据文意，即狐臭。

[3]　麻痘：天花，又名"天痘、天行疫疠"，是一种具有极强传染性和流行性的时令病。

[4]　玉簪花：为百合科植物玉簪花的花。性凉，味甘，有毒，有调气、活血、散肿毒之功。

[5]　木鳖：木鳖子。

[6]　木鳖……不相侵：本条可参考（唐）孙思邈《孙真人海上方·蚊虻》："木鳖川芎二味均，雄黄减半共调匀，用蜜为丸烧一粒，自然蚊虻不相侵。"

[7]　苦实：即"马钱子"。

伤寒温疼，麻木不仁，手足痛，咳嗽，手足痛，产后中风，遍身生癞，阴症，黄肿，癫疯，绞肠痧，遍身风肿，俱姜葱汤下；小儿惊风，薄荷汤下。

一名夺命丹，雄黄为衣，共治一百九十四症：手足疼痛，防风薄荷汤下；阳症寒热，三黄酒下；大便不通，蓖麻子食盐合药吹苦道[1]，或芝麻研末滚汤下；阴症伤寒，人参黄芪汤下；恶寒，姜汤下；恶热，益元（汤下）；咳嗽，半夏姜汤下；疟疾，东南桃李枝七寸长，苍术槟榔半夏汤下；胸胀，枳壳汤下；便痢，槟榔陈皮汤下；伤暑，六一散调汤下；寒热烦躁，小柴胡汤下；伤刀面青黑，泥水下；血气攻心，茜草汤下；五淋，车前子汤下；鼻血，韭菜头汁下；大便下血，槐花黄连汤下；跌伤，当归汤下；消渴，赤小豆汤下；打伤，先敷没药，后酒下；疯狗咬，甘草汤下；寻常狗咬，黄酒下；疝气初起，小茴香汤下；红淋，沙糖水下；追虫取积，大黄雷丸汤下；劳伤虚损、痰涎带血，知母麦芽柏叶汤下；粪后红，生地黄汤下；刀斧伤骨，火酒服十服愈；箭弩伤，酒下；疮破，蜜汤下，药末敷之；被杖发热，茜草汤下；炮火烧面，先用末敷，后用沙糖水调服；外感发热，姜葱汤下；中风瘫痪，热酒下；骨节酸痛，独活汤下；四时伤寒，姜葱汤下；恶寒无汗，桂枝芍药汤下；伤寒阳毒，炒黑豆淋酒下；虚嗽，干姜阿胶汤下；转肋，木瓜汤下；食物所伤，随所伤物煎（汤）下；痢后肿，白茯苓汤下；红痢，黄连汤下；肠风滞漏，薄荷汤下；疝气久痛，肉苁蓉汤下；白痢，干姜汤下；噤口痢，白术乌梅水调沙糖下；脾胃不和，热酒下；劳嗽，款冬花汤下；气痛，木香磨水下；脐下痛，灯心汤下；腰痛，杜仲小茴汤下；风肿，防风汤下；呕吐酸水，陈皮生姜下；脚气痛，槟榔木瓜汤下；两胁痛，热酒下；热痛，栀子汤下；虚嗽，干姜阿胶汤下；酒劳，甘遂葛根汤下；气劳，木香汤下；脾劳，当归汤下；翳膜，木贼汤下；口痛，沙糖水下；牙肿，羌活汤下；噎气，生姜丁香汤下；痈疽，黄芪汤下；漏下，当归汤下；血虚，当归汤下；血热，柴胡汤下；血枯，牛膝汤下；月信前后，红花汤下；杨梅疮，酒下；胬肉扳睛，石决明汤下；四肢无力，牛膝汤下；败血攻心，红花归尾汤下；月水不调，香附汤下；血崩，续断汤或柏叶山楂归尾汤下；闭经，生地汤或桃仁红花汤下；杨梅豆，黄连栀子汤下；瘰疬，未破者酒下，破烂，连翘夏枯草甘草汤下；遍身疮，金银花汤下；喘急，葶苈汤下；牙痛，姜汤或花椒汤下；破伤风，黄蜡汤下；心劳，远志汤下；损劳，乳香汤下；惊痫，杏仁汤下；慢脾风，砂仁汤下；水泻，茶下；久疟，陈皮半夏生姜汤下；口疮，黄柏汤下；血毒，硫磺汤下；吹奶，桔梗贝母鹿角末汤下；阳疟，厚朴槟榔半夏姜汤下；出汗，蒜汁滚水调下；惊风，薄荷汤下；疯狂，朱砂

————————
[1] 苦道：根据文意，"苦道"疑为"谷道"，即肛门。

汤下；眼赤肿痛，陈皮汤下；羞明怕日，荆芥汤下；产后虚劳，热酒下；产后热，井水下；胎死腹中，牛膝红花汤下；胎衣不下，立时用童便酒下；久不下者，班蝥分半煎酒下；骨蒸劳热，青蒿汤下；赤白带下，硫磺汤下；淋痛尿不出，石花汤下；妇人干血，桃仁红花苏木香附汤；产血作痛，益母草下；淋痛流脓，车前子石花汤下；乳痈，鹿角末调酒下；痛疽，皂角刺汤下；喉癣，金银花汤下；痄疮，槐花金银花汤下，米泔水洗；流注，天花粉汤下；遗精，白莲蕊汤下；隔食，神曲麦芽汤下；久痰火，明矾黑栀子汤下；伤食，山楂汤下；痰多，白芥子末半夏汤下；鼻塞，比辛细汤下；反胃，枣肉汤下；重舌，水洗吹药末五匕；疮不收口，米汤下；结核走窜，防风汤下；面背肿痛，皂角汤下；疔疮流注，皂角刺穿山甲茶花汤下；感冒发热重者，姜三片煎淡汤下；痞气走痛，莪术汤加姜汁下；两胁膨胀，陈皮汤下；狂热不识人者，薄荷汤加姜汁下；皮肤痒极，桑白皮汤下；霍乱吐泻，茴香汤下；酒醉呕吐，葛根汤下；妇人小便淋痛，生车前子地肤子共浸水捣汁，炖热入口即验，又韭菜汤下；呕血满盆，韭菜根炖温，五六服效；去邪退疟，远志朱砂汤下；鼻血不止，茅根汁炖热下，三服效；惊风发热，薄荷灯心汤加姜汁下，药丸一分；发热惊叫，金银（花）煎汤加朱砂一分；夜啼吐乳，砂仁半粒薄荷姜皮汤下一分；疳积腹痛，使君子肉汤下一分，三四服效；泄泻不止，土炒白术汤下；耳内流脓，药末和麝吹入耳中；小儿慢脾风泄泻，莲肉薄荷加姜汁下；大头风瘟，甜菜头汤下二分，仍用朱砂末醋调敷肿处即愈；五疳危笃，芦荟五谷虫末豆米汤下；黄疸瘦弱，胡连川连汤下；冷泻并水直出，人参汤下；无名汤下肿毒，金银花汤下；跌破身面，用灵末烧酒调涂，俱黑而痛，患处[1]仍服一分，隔晚除根无痕迹；急惊，朱砂金箔汤下，或为末灌下，或吹入鼻内；玉茎疳疮，用米泔水和盐温洗，将末敷上，再以金银花和药二分下，或槐花汤亦可；耳聋昏聩，竹沥汤下；斗殴气血攻心，茜草根汤下；胎毒破烂，用药末和三黄末甘草滑石研末敷上，先服二分泻去积毒；盗汗，黑豆汤下；坐板疮，金银花汤下；四肢浮肿，木瓜汤下；喉蛾喉癣，金银花下，先用甘草汤漱之，再将灵末吹进。

小儿总方退潮（热），镇惊，祛风，化痰，止嗽，并治急惊。

羌活、防风、前胡、钩藤勾、薄荷、虫蜕[2]（水洗去头尾）、僵蚕（井水漂，糯米炒，要直者佳）、天麻（打湿，火纸包煨，要明）、桔梗、甘草。

---

[1] 跌破身面，用灵末烧酒调涂，俱黑而痛，患处：此段疑为誊写错误。据文意，应为"跌破身面，俱黑而痛，用灵末烧酒调涂患处"。

[2] 虫蜕：蝉蜕。

咳嗽气喘，加桑、杏[1]；潮热之甚，舌有黄胎[2]，少加芩；手足发搐，口眼歪斜，加全蝎（水漂过，洗净盐气，去足）。

治小儿慢惊：六君子汤加僵蚕、蝉蜕、天麻，甚则理中附子。

食积：平胃散加山楂、神曲。

泄泻：平胃合五苓，名胃散[3]，甚则理中汤。

[4]治大小便热结：用母猪粪（晒干，火烧过，存性），热酒送下，立效。

催生方：用甑[5]底竹编者，其中间一团，取来烧灰，取上三家饭拌灰，以热酒送下立产。

女人血崩：用三年陈棕烧灰，每服三钱，水酒送下，立止，忌酸甜苦辣鱼腥等物。

胎衣不下：用赤芍、白芍、白术、猪苓、木通、泽泻、茯苓、甘草、桔梗（□

不全）、银柴胡、莪术、玄胡索。

续嗣降生丹

此方专治妇人五脏虚损，子宫冷惫，不能成孕，及寒热往来，诸虚百损，及治男子肾虚腰痛，阳事衰弱，并皆治之，服者则无不效矣。

当归二两二钱（酒洗），桂心二两二钱，龙齿二两五钱，乌药二两五钱，益智二两五钱，杜仲二两五钱，石菖蒲二两五钱，吴茱萸二两五钱，茯神三钱，牛膝三钱，秦艽三钱，细辛三钱，桔梗三钱，半夏三钱，防风三钱，白芍三钱，干姜二两（半生半炒），川椒二两（焙），附子重一两（作窍，入朱砂一钱，湿面裹，煨熟），牡蛎一两（童便浸四十九日，却用硫磺末一两，醋盐涂，用纸裹之，米醋盐泥涧湿固脐[6]，用炭炙赤）。

---

[1] 桑、杏：桑叶、杏仁。

[2] 胎：通"苔"。

[3] 胃散：据文意，疑为"胃苓散"。

[4] 此处以下至结尾，字迹均与前不同，疑为后人添加。

[5] 甑（zèng 赠）：蒸食用具，为甗（yǎn 演）的上半部分，与鬲通过镂空的箅相连，用来放置食物，利用鬲中的蒸汽将甑中的食物煮熟。

[6] 脐：通"济"。固济，即"黏结"。

上为细末，用糯米糊丸，为桐子大，每服二十九，渐加至七十九，空心，滚汤送下，或酒盐汤皆可，日进二服。

此药及男子精寒不固，阳事衰弱，白浊梦泄，及治妇人血虚带下，肌瘦寒热，但是男女诸虚百损，客热盗汗，气短力乏，面无颜色，饮食少味，并皆治之。

种子方

明净鱼鳔胶一斤（切碎，炒成珠，或蛤粉，或陈壁土司[1]炒），大附子一个（重一两的、顶平正、无傍枝者佳，偏针者不堪用。切作四块，童便浸，或夹姜片同好醋煮，亦可咀片晒干），全身当归四两（要极大者，切碎，酒洗，炒），沙苑蒺藜四两（水洗净，酒炒，其色碧绿者佳，红色不堪用，形似猪腰子，极细小）。

上四味，为末，炼蜜为丸，每服空心酒送下，数不俱多少，要不成丸，切成作块，蒸熟即丸。得男妇同服，女要调经为主。

又方，枸杞一斤、白果（生、熟每半斤）、白茯苓粉半斤，捣烂老米糊丸，初服六七十丸，一月之后百丸，百滚汤送，早服。

松柏道人百补丸

治男子妇人诸虚百损，滋补之药诚无过也。

黄柏一钱（酒炒），熟地黄一两，人参五钱（去芦），枸杞一两，五味一两，天门冬五钱（去心），麦门冬五钱（去心），白术二两，茯苓二两，白芍五钱（酒炒），川芎五钱（炒），当归一两（酒洗），陈皮五钱（去白），枳壳五钱（麦炒），甘草五钱（炙），桑白皮一两（面炒），黄连（姜汁炒）五钱，生地黄四两。

上为细末入好酒少许，打面糊为丸，如绿豆大，每服六七十丸，淡盐汤空心服或温酒送下即可。

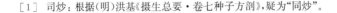

[1] 司炒：根据（明）洪基《摄生总要·卷七种子方剂》，疑为"同炒"。

下篇 《麟凤呈祥秘书》研究

《麟凤呈祥秘书》基本情况概述

古籍在中华文化的传承、发展及文明传播中发挥了重要作用。中医古籍作为中医药文化的一个重要载体，凝聚着先贤们的智慧，至今仍在有效地指导临床实践。这些历代医家呕心沥血换来的宝贵经验，反映出中国传统医学不断发展的历程。而《麟凤呈祥秘书》正是浩如烟海的中医古籍之一，是我国古代优秀传统医学文化的作品之一。

一、《麟凤呈祥秘书》的发现过程

《麟凤呈祥秘书》是段乾先生偶得于大理市字画市场。通过考证发现，该书未现于市，大部分内容未见刊载，其书诊疗系统规范、内容丰富，具有较大的研究价值。

该书是一手抄本，开面大小为 21 cm(高)×12.5 cm(宽)，厚 1.5 cm，共 130 页、3 万余字。该书原为线装，因书皮年久腐朽，磨损较重，后用蓝绿色牛皮纸重塑封面，用两枚订书钉装订。现铁钉已有锈色，隐约可见左上方为书名，根据该书第二页"麟凤呈祥秘书"判断封面应为"麟凤呈祥"四字，因此将该书书名定为《麟凤呈祥秘书》。麟、凤皆为中国古代传说中的瑞兽，常用来象征祥瑞。该书名"麟凤呈祥"，应是取其医术能消除病灾，增吉添丁之用意。

原书的书写载体为宣纸，绝大部分内容为毛笔从右至左竖行书写，无固定行距格式，字数不等，笔迹相似，经专家鉴定为瘦金体。书末尾两页有圆珠笔书写者，疑为当代之人誊抄或添加。然该书体例结构不完整，未见序言、目录部分，作者、年代没有详细交代，部分页面也破损不全，少量字迹漫漶莫辨，因此考证辨识难度较大。

二、《麟凤呈祥秘书》的作者考证

书中共有五个朱色阳文章印：第一页上方，中间是一个手拿"赐福"联的天官像印，左右两边各有一个"怀德堂"竖形名章，下方有一个"怀德堂杨"的方

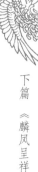

形名章；第二页书名下，盖有一个方形印章，字体古朴异形，请相关专家鉴定后认为是"李□标印"。因此怀疑该书为李□标所作，后由怀德堂杨氏收藏。

该书颇有地方文化特色，根据书中陈述，对判断该书出处提供了一些可能的线索：① 书载："上高游氏妇科秘方（宝室和尚传）""此方宝台言游家失传，不可擅授他人"。查证发现，上高县，位于江西省，在南昌和宜春之间，各相距约百公里。宝台古寺，原名宝台山寺，位于江西省南康市唐江镇，始建于隋唐时期，开山年代及始祖不详；② 书载："附浙传杂方（此系盛县尊为高安知县时，传以济人）。"查证发现，高安为江西省辖县级市，由宜春市代管，即江西省宜春市高安市；③ 书中某些用药符合江西特色，如治瘟疫，言："一方用贯众置水缸内，饮水不染。"赵辉、钮国韵[1]在《用中药贯众处理饮水的观察研究》一文中提到："江西省民间也较广泛用贯众一枚投入水缸中作为饮水消毒"；再如治疗疔疮，书云"以白菊花根擂酒服，渣敷疮上切验。"查证《中药大辞典（上）》[2]载江西《草药手册》中以白菊花根治疗疮；还有治疗"胁臊"，书用"枯矾一钱，蛤粉、樟脑各五钱，共为末，少许擦之永去"，查《汉语方言大词典·第三卷》[3]显示："胁臊：〔名〕狐臭。赣语。江西高安老屋周家。"此又与前面"高安"重合。可见，该书与江西省关系密切。但查找江西医林人物[4]及《中国历代医家转录·上》[5]中李□标，且妇科卓著者，未有所得。

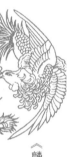

但在卷十二中，介绍治疗瘟疫的"辟瘟丸"，其中组方中有"真比心五分"之记载，从字面上，无法理解"真比心"是何物。在白族语言中"比"就是"盐"。白族将矿物盐结晶体之中心部分称之为"真比心"，民间有把它作为清热解毒药物应用的经验。依次线索，似乎原书与白族又有一些关联。

后再查找"怀德堂"时共发现3处怀德堂：① 江苏省苏州市吴中区东山镇陆巷古村怀德堂。陆巷古村初建于南宋建炎年间，至今有800多年的历史，是明代宰相王鏊的故里，王家状元、进士、翰林、太守、知县多达上百人，因此留有数以百计的厅堂宅第，而怀德堂正是其中一座；② 江苏省泰州市姜堰区怀德堂。此怀德堂专门收藏各类古籍，以手抄、影印本居多；③ 湖南省城府正街怀德堂书坊。此怀德堂亦收藏古籍。但以上怀德堂均未找到与杨姓相关的内容，因此本条线索帮助性不大。

根据上述线索，初步推测该书作者叫李□标，疑为江西人氏，该书后由怀德堂杨氏收藏，但是否与大理白族有联系等具体事项暂不能确定，有待继续考证。

《麟凤呈祥秘书》校释

三、《麟凤呈祥秘书》的成书年代考证

关于该书的成书年代，书中也显露了一些线索：① 书中提到古代医家李东垣、朱丹溪，所以该书成书年代应在元以后；② 查找书中所列治法的相关方药，大多与明清时代书籍相合；③ 书载："鼻血不止，用火纸摺厚浸湿，贴辫子上，将油纸条点灯熏，待脑后背一路直上作暖即止。"由"辫子"二字可推断此时为满族发式，因此疑为满清至民国时期；④ 书中严格避讳"玄"字，但凡"玄参"均写为"元参"。似乎是在避康熙皇帝玄烨之名讳；⑤ 根据书中内容、行文、笔法、字形等特点，相关专家推断该书大约为晚清时期著作。

四、《麟凤呈祥秘书》的价值

（一）医学价值

《麟凤呈祥秘书》是一部内容较为系统、全面的妇产科学专著。其博引历代前贤于女科之病证方药，按妇女经、带、胎、产之生理、病理特点，分为种子、调养经水、经闭成痨论、崩漏论、带下论、胎前门、娠妊论、小产论、产后论、妇科杂症、医学入门、瘟疫、万病单方等 14 门计 600 余论，论述病证 580 种，所载方剂达 422 首，纲领节目，灿然可观。书中尚保存了大量已佚的中医女科资料，实属可贵。不但反映了明清时期妇产科医学的学术成就，并切于临床应用，对临床及科研均有较高的参考价值。

书中内容遵从传统中医妇科的诊疗思想，所阐述的病因病机以及理法方药，逻辑严密，系统而准确，言简意赅。主证一二，无论证候如何复杂，寥寥数语即剖析清楚。其学术源流上继承先祖《易经》《黄帝内经》《神农本草经》，秉承先贤精要，汇合东垣、丹溪等医家之精髓，结合诸多游方、验方，主张阴阳共济、辨证施治。提出从气、血、肝、脾、肾和冲任失常来论治妇科疾病，其理法方药也主要围绕这些脏腑经络而进行调治，用药纯和平正，精简实用。虽重前人之论述，但多抒己见，针对医家时弊给予提醒，创见良多。所列诸方均从临床出发，皆为经验之总结，多是由常用经典方加减而成。其学术思想和创新方药对丰富祖国医学和指导妇科临床仍具实用价值。

此外，全书所载不仅包含妇科，还旁涉内科、外科、男科及儿科。说明作者以妇科为专长，兼涉内科、外科、男科及儿科等疾病的诊治。

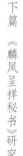

（二）文化价值

中医药文化是中华民族优秀传统文化的重要组成部分，是国家文化遗产保护的重要内容。中医古籍是中医非物质文化遗产最主要的载体。杨牧之[6]先生在《新中国古籍整理出版工作的回顾与展望》一文中说："整理我国古籍就是对传统文化进行清理，去粗取精，去伪存真，继承和发扬一切优秀的文化传统，为建设社会主义精神文明提供借鉴。传统文化中的精华部分，说到底是民族性的表现，而民族性正是先进文化的显著特征。"因此，确立文化遗产的保护，展示中医药文化博大精深的内容，使之得到更好的传承和利用，是十分必要的。

中医的生命力及继承发展创新的关键就在于提高临床疗效。这些前人留下的宝贵医学理论和丰富诊疗经验，经过了千百年的临床实践证明，成为后世医学的常规和典范，是我们学习和研究医学的必由门径。纵观古今，大凡著名的医家，无不是在熟读古籍，继承前人思想的基础上成为一代宗师的。通过了解前人的理论和经验，可以帮助启迪和拓宽治疗疾病的思路，从而提高临床治疗的效果。因此，古籍的整理与研究具有非常重要的现实意义。

另外，原书流传到相对偏远的云南地区，从某种意义上也证明了中国文化的多元一体性，是中医文化传播交流的佐证。而该书为何散在于大理民间，其中的政治、经济、文化、社会、生态等因素的具体影响尚有待查证。

··········· 参 考 文 献 ···········

［1］ 赵辉，钮国韵.用中药贯众处理饮水的观察研究.江西医学院学报,1959,(3)：59-61.
［2］ 江苏新医学院编.中药大辞典(上).上海：上海人民出版社,1997：750.
［3］ 中国复旦大学，日本京都外国语大学合作编纂；许宝华，［日］宫田一郎主编.汉语方言大词典·第三卷.北京：中华书局,1999：3521.
［4］ 杨卓寅，熊昌华.江西历代医家著作存佚考.江西中医药,1984,(1)：5-12.
［5］ 何时希.中国历代医家转录·上.北京：人民卫生出版社,1991：296-377.
［6］ 杨牧之.古籍整理与出版专家论古籍整理与出版.南京：凤凰出版社,2008：109.

《麟凤呈祥秘书》的学术特点研究

该书分为种子、调养经水、经闭成痨论、崩漏论、带下论、胎前门、娠妊论、小产论、产后论、妇科杂症、医学入门、瘟疫、万病单方等 14 章共 3 万余字,载方 422 首,对妇科、儿科、内科、外科、五官科及瘟疫等诊治作了较详细的介绍。现将其思想概要总结于斯,以供大家分享。

一、病证俱全,引经据典

（一）病证俱全

书中阐述病证,首先列出主症,点明病因病机,再列出治疗方药。以病证为纲,以症因脉治为目,纲举目张,条理清晰,理—法—方—药贯穿一线。如《崩漏论》中载:"一色清淡,缓而来者,元气虚也。真阴不能守护,聚而即出。主四肢困倦,颜色消瘦,气血衰弱,治宜滋补,升提其清气,加升麻、莲房、侧叶、阿胶而止之"。

全书载有妇科、儿科、内科、外科、五官科、瘟疫及其他疾病,还旁及男科病症。其中妇科疾病占全书主要篇幅,包括月经病证 87 种,带下病证 6 种,妊娠及其兼病 58 种,临产及产后病证 113 种,妇科杂症 290 种。强调医者当先明内科,旨在要求医者善于整体审察,掌握辨证施治的原则和规律,才能不拘泥于妇科的一方一药,意在借鉴内科整体观念和辨证思维来拓展妇科的诊治思路。

（二）引经据典

该书发岐黄古义,引用《易经》《黄帝内经》《神农本草经》等经典著作,又博采众长,选摘李东垣、朱丹溪等著名医家的观点,同时附以己验,师古而不泥古。如对病因病机进行论述中:"调养经水·经验干漆丸"引《本草》云:干漆年久者,气血衰弱服之无碍。又云:久服有轻身延年之妙","崩漏论"引《经》云:阴络伤则血外溢,阳络伤则血内溢。又云:阴阳相搏则为崩,崩病不依经期,若水之流,如山之崩,其势莫止。但崩漏去血过多,其虚明矣,当大补气血,调养脾胃为主。东垣言主于寒亦间有之,似不若丹溪言为属热,血热则妄行是也,治法宜升提其阳气下陷,固养其阴血过多,用诸补涩之药,调理脾胃无有不通效者"等,遵古义,而重理法,不胜枚举。

作者还强调整体审察,逢证权宜。指出医者临诊,应审症求因,明确证型,确定治法,随机而变。如文中批判时医受"胎前多实,产后多虚"之类的思维约束,最不可取,当"宜详察其症,脉相合否"。

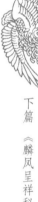

二、详明诊断,重视理法

书中专列"观形""听声""问症""诊脉"四篇诊断内容,以歌诀形式说明各种症的诊断和鉴别诊断。如"第一看他神气色,润枯肥瘦起和眠,活润死枯肥是实,瘦为虚弱古今传,谦体即知腰内苦,攒眉头痛与头眩,手不举兮肩背痛,步行艰苦脚尖疼,叉手按胸知内痛,按中脐腹疼相连,但起不眠痰夹热,贪眠虚冷使之然,面壁身倦多是冷,仰身舒挺热相煎,身面目黄脾湿热,唇青面黑冷同前"("观形"),"第二听声清与浊,鉴他真语及狂言,声浊即知痰壅滞,声清寒内是其源,言语真诚非实热,狂言嚎叫热深坚,称神说鬼蹦墙屋,胸膈停痰症嚎颠,更有因循日久病,声音遽失命归泉"("听声")等。强调医者临床需细致详查,望、闻、问、切四诊合参,才能准确诊断,为治疗奠定基础。

三、辨证重气血,脏腑为其纲

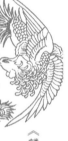

所谓"气为血之帅,血为气之母",该书宗"女子主于血,血属阴,不离四物汤主之,盖血中之血药也""女子多耗其血,故以血药养之"的观点,在论治妇人病时,非常注重调和气血。如"调养经水"中云:"凡治妇人诸病专以四物汤为主,随症加减。先须顺气,然后调经,又必保摄咸宜,何恙之有。"再如"小产论"引言谈道:"夫妊妇,养胎者血也,护胎者气也",因此"治宜补血生肌肉,养脏气生新血,去瘀血为总领"。

该书作者在治疗疾病方面也非常重视从脏腑论治,尤以肝、脾、肾为要。如在"崩漏论"中就介绍到:崩漏"二症皆因恼怒此情而染者也,盖肝血相搏,宫中受伤。虽急而来者,治之则易止,止之则愈,如不止者,五脏俱败坏症也。虽缓而来者,治之必难愈,愈而复发,盖因生产之类,子宫受伤,阳无所附,阴无所倚,流滴不绝,法当升提滋阴降火,病可除矣。"说明平肝疏肝、顾肾护脾在治疗妇人病中的重要性。

此外作者还依据不同疾病、不同病症,给予不同侧重。如妇科病还需调理冲任,"崩漏论"曰:"妇人冲任二脉为经脉之海,外循经脉内荣脏腑。《经》云:阴络伤则血外溢,阳络伤则血内溢。"瘟疫一病则根据病邪的特点、侵犯的部位等,考虑卫、气、营、血的不同辨证。

四、配伍用药,讲究炮制

其用药讲究辨证配伍,轻重分明,灵活加减。常常补气药与补血药相配,活血药与理气药相伍。如"产后论"中言:"盖妇人所产,荣卫俱虚,腠理不密……俱能作寒发热,身通腹痛,不可视如常病,概行发散克伐之剂,致伤元气,转令病剧,惟当调和气血,引血归经,温补为主。"

此外,书中强调辨证论治,不拘妊娠产后,有是证用是药。"产后论·胎前产后总论"明确提出:"夫胎前元气虚者血不养胎,若不补之必致堕胎,若元气实者必当清之,不然气血相蒸则胎亦难保不动也。产后虽云当补,然亦当审其虚实,如元气实者腹痛,必是恶露未尽,若不行之而遂用补,则血壅结块而成癥瘕痼疾,月中急须治之,以免终身之患,倘元气益者,则当急用温补可也。"其"产后论·产后治病总说"就谈到医者不知"参芪白术大补而能提气""执产后为虚之说,不分阳虚阴虚,概以参芪白术补之"的错误行径,结果导致"提其气则瘀不能流通,必定结块致腹疼痛,血突心胸而变出诸症矣"。

该书作者还对药物部位的选用、药物的炮制颇有心得,例如治疗小儿夜啼,选用蝉蜕下半截;治疗小儿惊风之小儿总方中,僵蚕应"井水漂糯米炒,要直者佳",天麻应"打湿火纸包煨,要明",全蝎要"水漂过,洗净盐气,去足";再如治疗对口疮的验方:"茄蒂七个□等,称过分两,又何首亦称此重,同煎,连服数次必效。如蒂湿,首乌蒂即倍重;首乌湿似蒂,首乌即倍重"等,诸如此类,药用机制还有待进一步研究。

五、种子求嗣,优生优育

结合女子生理特性,该书从生理、病理两方面详明妇女胎前产后的症状表现及注意事项,以提倡优生优育。如文章开篇即设专论"种子"一节,指出父母阴阳调合的重要性,言曰:"阳主施阴主受,男精女血一有不调,如天地阴阳不和则万物不生,故《易》谓天一生水,取'生'意也。"而后从阴阳角度解释男女成形的机制,指明父母良好的交合是优生优育的基础。

至妇人妊子、生产,皆从侧面介绍了养胎护胎的重要。如书以脉象判断孕情,来辨别胎儿的孕育状态;"小产论"则借小产的危害,批评孕期的种种不良生活习性,从侧面告诫养胎护胎的重要性及方法;而"产后论"对妇人产后状态进行了比较全面的论述,并引朱丹溪产后多用温之缘由进行佐证,简介反映了产后防护;还列小儿病治例诸条,强调小儿的护养。

六、部分内容当予斟酌

书中所述种男种女之月年、符咒剑诀等似有牵强,不可偏信,如"妇人应种男种女之月年"详细阐述了妇女十三岁至四十九岁中每一年生男生女的月份;再如"治刀砍伤神方□□□□□□□□,用净水一碗,左手擎碗,右手剑诀,书此八字于水上,往伤处喷水三口,揩住即止痛。"("万病单方·治刀砍伤神方"),"治百骨鲠法□□□□□□将剑书于碗内服下,肉骨□字三个,鱼骨□字三个,鸡骨□字三个,此碗化为东洋大海,喉咙化为万丈深潭。"("诊脉·治百骨鲠法")等,有巫术痕迹,当予以摒弃。还有一些用药及处理有失规范,如蜈蚣咬"用鸡冠上血,与鸡黄屎,擦之"等,对此应当谨慎分辨,以防再度感染,加重病情。

另外有些处方,如用于裹脚之"缩小金莲方",用于明亮铜镜之"洗镜方",等,可作为民俗研究。

总之,《麟凤呈祥秘书》是一本较为规范的以妇科为主的著作,其书博采各家之说,以经验为前提,避空虚之理论,倾向于实际应用,广征博引,所涉医籍众多,所载病证、方药广泛,且作者学术观点颇有特色。望对其研究成果能深化理论,提高疗效,以启新知。但书中部分内容尚有待进一步探讨,学者当去粗取精、去伪存真。

《麟凤呈祥秘书》的学术源流探析

作为清代时期的作品,该书深入研究先贤之学,上承《易经》《黄帝内经》《神农本草经》《伤寒论》等著作,对于宋元以降各家学说的学术思想尤有心得体会,引经据典,选药方面多参考经方、援据时方、配合验方。如用张仲景之甘麦大枣汤治疗妇人脏躁、钱乙之抱龙丸治疗小儿惊风、刘完素之芍药汤治疗妊妇热痢等,诸如此类,不胜枚举。现将与书中所列治例一致的条文(以首见者为准)统计于下,不包含化裁加减、基本相似者,详见表1。

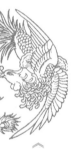

《麟凤呈祥秘书》校释

表 1　与《麟凤呈祥秘书》中治例一致的条文频次统计

年　代	作　者	书　名	频　次
汉代	华　佗	《华氏中藏经》	1
宋代	宋太医局	《太平惠民和剂局方》	1
宋代	王怀隐等	《太平圣惠方》	1
宋代	陈自明	《妇人大全良方》	7
宋代	苏　轼	《物类相感志》	1
宋代	严用和	《严氏济生方》	2
金代	李　杲	《兰室秘藏》	1
元代	危亦林	《世医得效方》	1
元代	朱震亨	《丹溪心法》	2
明代	朱橚等	《普济方》	1
明代	薛　己	《校注妇人良方》	12
明代	薛　己	《女科撮要》	1
明代	薛　己	《外科发挥》	1
明代	龚　信	《古今医鉴》	7
明代	龚廷贤	《万病回春》	17
明代	龚廷贤	《寿世保元》	3
明代	武之望	《济阴纲目》	1
明代	缪希雍	《神农本草经疏》	1
明代	洪　基	《摄生总要》	2
明代	江　瓘	《名医类案》	1
明代	陈实功	《外科正宗》	2
明代	龚居中	《外科百效全书》	1
明代	胡　濙	《卫生易简方》	1
明代	李　梴	《医学入门》	2
明代	李时珍	《本草纲目》	1
明代	罗浮山人	《文堂集验方》	1
清代	阎纯玺	《胎产心法》	1
清代	邹存淦	《外治寿世方》	2
清代	陈　杰	《回生集》	1
清代	田间来是庵	《灵验良方汇编》	1
清代	鲍相璈	《验方新编》	1
清代	张德裕	《本草正义》	1
1477年（朝鲜）	金礼蒙	《医方类聚》	1

可以看出对作者影响较大的，主要有陈自明、薛己、龚信、龚廷贤等，现就其学术思想之源流进行探讨。

下篇　《麟凤呈祥秘书》研究

一、遥宗经典

作者深入研究《易经》《黄帝内经》《神农本草经》《伤寒论》等经典著作,如书中"种子"篇云:"故《易》谓'天一生水',取'生'意也,因名'经水'。"在解释庸医只知用温补燥热涩止带下,却偏助心火时,用到《易经》"水火既济"理论:"昔人云:水升火降曰既济,火升水降曰未济,未济者凶,既济者曰吉。诚哉言也!""调养经水"中使用经验干漆丸时,引"《本草》云:干漆年久者,气血衰弱服之无碍。又云:久服有轻身延年之妙。"此段源自《神农本草经·上品木·干漆》:"主绝伤补中,续筋骨填髓脑,安五藏,五缓六急,风寒湿痹,生漆去长虫。久服轻身耐老。生川谷。"再如"崩漏论"中载:"《经》云:阴络伤则血外溢,阳络伤则血内溢。"此当时引自《灵枢·百病始生》:"阳络伤则血外溢,血外溢则衄血;阴络伤则血内溢,血内溢则后血。"另外作者在分论各类疾病时,亦多引源经典,像"娠妊伤寒门"一节,参考《伤寒论》之用药理论,按六经辨证处方等,务使言之有据,以启后学。

二、推崇丹溪

朱丹溪(1281~1358 年),名震亨,字彦修,婺州义乌(今浙江义乌市)赤岸人,是元代著名医学家,誉为"金元四大家"之一,创"丹溪学派"。作者受其影响较深,例如,对于崩漏,书云:"东垣言主于寒亦间有之,似不若丹溪言为属热,血热则妄行是也,治法宜升提其阳气下陷,固养其阴血过多,用诸补涩之药,调理脾胃无有不通效者"。治疗带下病,书中使用升提之法的思想就来源于朱丹溪,《丹溪治法心要·卷七妇人科·带下赤白(第八)》有载:"主湿热。赤属血,白属气、属痰。带漏,俱是胃中痰积流下,渗入膀胱,宜用升举,无人知此。"作者宗其按痰湿气血论治原则,继承并发展其理论,辨证论治、处方用药。作者还深谙妇人生产之不易,博览产书,以抒己见,提出"丹溪专用温暖之药,盖以温暖,则血得流通,而恶露自尽,可无后患。世人遂执丹溪之意,止作寒治,而用热药,误矣!夫丹溪岂为寒而用温暖之药乎?大抵月内用温暖而效者,十之八九;用温寒而效者,百之一二。盖妇人所产,荣卫俱虚,腠理不密,或冒风寒,或伤饮食,或恶露欠通,或血行过度,又或早起劳动,或气恼乳蒸,俱能作寒发热,身痛腹痛。不可视如常病,概行发散克伐之剂,致伤元气,转令病剧。惟当调和气血，引血归经，温补为主。"可见，作者通晓丹溪用法之深意，不妄搬照抄，强作一法，提醒医家应明辨机制，详查病证而用之。

三、传承陈自明、薛己之说

陈自明(1190～1270 年)，南宋医学家，字良甫，一作良父，晚年自号药隐老人，抚州临川(今属江西)人。陈氏潜心钻研中医妇产科，采集各家学说之长，附以家传经验，辑成《妇人大全良方》，为我国历史上最早的一部妇产科专著。该书后由明代医家薛己校订。

薛己，字新甫，号立斋，明代中医临床大家。薛己深受张元素、李杲、钱乙等医家影响，在学术上能旁通诸家，可谓博学多才。精通内、外、妇、儿、口齿、骨伤诸科，无不擅长。著有《外科枢要》《内科摘要》《女科撮要》《疬疡机要》《正体类要》《口齿类要》等，名噪一时。薛己以陈自明《妇人大全良方》为蓝本校注编著而成《校注妇人良方》，使《妇人大全良方》有了完整的标准版本，更加贴近临床，辨证论治观点更加鲜明。

原书作者深受陈自明、薛己的影响。"胎前门"所载之脉法"诊胎脉诀""产难死生诀""产后伤寒歌"等即取自陈自明《妇人大全良方》。原书中多则条文也可从陈自明、薛己二人著作中查有所出，尤以《妇人大全良方》及《校注妇人良方》最为明显。

除此，还有明代王肯堂《女科准绳》、明代武之望《济阴纲目》等也受陈自明影响不少，书中也可以找到一些它们的痕迹。

四、撷取龚信、龚廷贤

龚信、龚廷贤父子与朱丹溪、薛己等人，在学术思想上一衣带水。两人都曾入太医院供职，精于岐黄之术，医鸣于时。廷贤曾云："外感法仲景，内伤法东垣，热病用河间，杂病用丹溪(《寿世保元·卷一医说》)"。《麟凤呈祥秘书》亦博采众长，广纳各家之言，据法理而用方，其中龚氏父子对其影响甚大，比如，该书所论述带下病的病因病机及治则治法均与明代医家龚信相同，且文字表述相近；书中产后主方"芎归调血饮"，正是出自西园公龚信《古今医鉴》。使用本方的加减化裁也与其子龚廷贤《万病回春》中多有重合；明代万历十四年(1586)，开封大头瘟流行，龚廷贤发秘方"二圣救苦丸"，以牙皂开关窍而发其表,以大黄泻其诸火而通其里,全活甚众,《麟凤呈祥秘书》更名"二圣救苦丹",收录于"瘟疫"一章中。另外龚氏父子有着高尚的医学伦理观,对医家在道德、学识和技术等方面提出了相应的要求,原书作者亦深受其影响,针砭时弊,批评庸医,体现了医者的职业道德。

诚如龚廷贤自述其"祖轩、岐,宗仓、越,法刘、张、朱、李及历代名家,茹其英华,参以己意(《万病回春·序三》)",作者远宗经典,广纳各家,博采众长,附以己验,遂成该书。此外以上医家,如陈自明、严用和、危亦林、龚廷贤等,多为江西人氏,不知作者受他们影响较大是否还有地域关系?存疑待考。

《麟凤呈祥秘书》的临床诊断特色

诊断是治疗的基础和依据,深受历代医家的重视。该书亦如此,作者将其诊断机制置于每章开头,还有一些散在病案之中,也可通过治疗案例分析得出。现将其诊断特色,剖析如下。

一、重脉诊,参症象

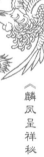

脉诊是中医诊断学的精华,《内经》云:"微妙在脉,不可不察。"病脉与妊脉、胎脉与产脉、男脉与女脉,均有不同,临床须仔细诊察。书中所述脉象有生理脉象和病理脉象,生理脉象包括妊娠脉及判断胎儿性别,病理脉象则是疾病的脉象改变,以上理论对脉诊的临床应用有了一定的指导作用。

(一)妊娠生理脉象

《素问·平人气象论》有云:"手少阴脉动甚者,妊子也。"《素问·阴阳别论》则云:"阴搏阳别谓之有子。"对生理性的孕脉该书中多有论述,如"胎前门"曰:"凡胎前脉宜实大,产后脉宜虚微",又云:"女人尺中须要盛,浮而沉细是虚症。忽然寸浮与尺盛,肝洪肺微身有孕。若是受孕三个月,脾关位上脉浮洪,五六月来心肺盛,缠交八九肺家浓,十月交足脉来乱,临产定知吉与凶"。

今天,研究证实了孕脉的变化及机制:一般而言,孕后需要充足的气血下注以养胎元,其血容量、心脏排出量均较正常人增加,血液循环时间缩短。心主血脉,血脉下行,手少阴相对空虚,则寸脉浮缓;胞脉系于肾,血留气聚、胞宫内实,故尺脉滑数。因此妊娠妇女全身处于阴血偏少、阳气偏盛的状态,其脉宜实大,寸浮而尺盛。原书作者还详列了孕脉与病脉的区别,临证须仔细分辨。另外,妊娠期间血脉冲和,随时月推进,气血流注增加,三部六脉亦会产生相应变化,文中即详谈了胎脉十月中由尺及寸逐月渐盛的情况。有学者运用中指切脉法观察孕妇脉象变化,证实中指指掌侧动脉搏动会随妊娠不同时期由第一指节渐达指端,且与宫口扩张程度一致,若中冲处脉动明显、脉象由弦长而滑和略带弦紧逐步转向弦急,则预示产期即临。此实验也可间接验证寸口脉象的情况,与下文临产离经脉一致。

（二）凭脉象辨胎儿性别

"胎前门"所载"辨男女歌"云:"寸口浮浮阴位迟,看来一个男丈夫,尺中浮满寸家怯,借问还是小姑姑。"

怎样识别孕男孕女,古代医籍多有记载,或以左右脉象分辨,或以寸尺脉象分辨。盖因阴阳之别、气血之分,所谓"阴阳者,气血之男女也",左为阳、右为阴,寸为阳、尺为阴,男女脉象之异自妊娠起便有区别,所以文中写道,"寸旺尺弱为男,尺旺寸弱为女。"临床有实验显示,430 例产妇中,脉辨胎儿性别的样本准确率达 83.5%。可见中医脉诊之高超。

（三）病理脉象

书中立专论强调脉诊的重要性:"左心小肠肝胆肾,右肺大肠脾胃命,一呼一吸为一息,一息四至是无病,六数七极八九亡,三迟二败一死论,浮表沉里内外殊,迟寒数热虚实定,要知阴阳与寒热,只在有力无力分,浮缓伤风紧伤寒,沉实为阳虚为阴,凡见不足须有补,若见有余便用攻,脉理精微言难罄,学者虚心仔细认。("诊脉")"

对于具体病症,如书云:"夫产后自虚,古语云然,然宜详察其症,脉相合否",体现了脉证相合的重要性。还有产后伤寒时言:"产后因得热病临,脉细四肢暖者生,脉大忽然肢逆冷,须知其母莫能停。"("胎前门")妇人产后气血两虚,其脉贵在细缓平和,此谓之顺。

二、察形色,断吉凶

书中对"观形"进行解说:"第一看他神气色,润枯肥瘦起和眠,活润死枯肥是实,瘦为虚弱古今传,谦体即知腰内苦,攒眉头痛与头眩,手不举分肩背痛,步行艰苦脚尖疼,又手按胸知内痛,按中脐腹疼相连,但起不眠痰夹热,贪眠虚

冷使之然，面壁身倦多是冷，仰身舒挺热相煎，身面目黄脾湿热，唇青面黑冷同前。"还有"胎前门"一章在判断欲产之妇状况时言："身重体热寒又频，舌下之脉黑后青，反舌上冷子当死，腹中须遗母归冥。面赤舌青细寻看，母活子死定应难；唇口俱青沫又出，母子俱死总高判；面青舌赤沫出频，母死子活定知真。"本段亦载于宋代陈自明《妇人大全良方·卷之十七·产难》之"产难死生诀"，陈氏已在此篇中有详解，此处不再赘述。

总之，望色观形，审面察舌，作者颇有心得，以此探病推原，断知吉凶，对疾病的诊断提供帮助。

三、详病因，重防护

书中设"听声"及"问症"二节，介绍听诊与问诊的要点，一方面可以帮助明确病因、判断证型，另一方面又能指导防护调养。如对于小产，认为："多由色欲过度，情性暴怒，好食酸辛热物，遂致暴损冲任，故有堕胎之患。"并言产后："调产母如保婴孩，贵密为防护……盖妇人所产，荣卫俱虚，腠理不密，或冒风寒，或伤饮食，或恶露欠通，或血行过度，又或早起劳动，或气恼乳蒸，俱能作寒发热，身痛腹痛。"提示产后的注意事项，应做好护理工作。

还比如治疗瘟疫，主张提前预防，书云："苦参七寸，槟榔一个，置水缸内，饮水一家不染"等；入疫疠之家，则应做好防护措施，比如"须腹饱胆雄，坐必移凳"之类。

四、立八纲，辨脏腑

该书辨证多从八纲入手，配合脏腑辨证，将辨证与辨病结合看待。例如，书中治疗带下病，言带下病因较为复杂，虚证或因房劳过度，或因产后血虚，实证则多由胃中热痰溜下，把病机归结为荣卫不畅、湿热下注、气血下陷。并认为本病与月经不调关系密切。此认识有别于"冲任损伤、带脉失约"的一般性观点。并将女性月经病、产后病也作为带下病的综合因素进行分析，值得借鉴。治疗上该书并未按传统的带下过多、过少进行分述，而是从带之五色辨五脏，赤多者加凉血之药；白多者多补气之剂，总其治法为清上实下、理脾养血、温补下元，合其机制。又如"经闭成痨论"描述了经闭的五脏传变过程："妇女成痨，皆因气结、忧思、惊恐、情欲过度失调，致伤心血，心血既伤，月水先闭。

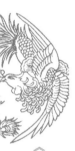

《麟凤呈祥秘书》校释

且心病则不能养脾,故少食;脾虚则肺虚,故发嗽;肾水绝,则肝气不荣,四肢干瘘,故多怒发焦。传变五脏,遂尔成痨,最为难治。"再如书云治疗产后病:"惟当调和气血,引血归经,温补为主",随后又介绍了产后五脏病变之不同,思路清晰,繁而不杂。

五、查经络,明证候

对于经络,作者所言甚少,仅见于"崩漏论"中:"妇人冲任二脉,为经脉之海,外循经脉,内荣脏腑。经云:阴络伤,则血外溢;阳络伤,则血内溢。又云:阴阳相搏则为崩。"讲述了崩漏病机在于冲任不固。但细看之下,书中还多有涉及,如书中"娠妊伤寒门"一节参考仲景《伤寒论》中条文处方,依据三阴三阳辨证,就包含了按经施治。提示临床诊疗时,应考虑周全,观经络,明证候,处方用药方能得心应手。

六、遵理法,砭时弊

《麟凤呈祥秘书》常以先贤之言立说,尊崇理法,同时批评时弊。比如,带下病中,书言:"世俗每行温补燥热涩剂,从而效者有之,从而延绵者有之,盖只知下焦带白之虚寒,不知中焦带白之湿热。若以燥热,偏助心火,心火既盛,阴血必然消烁,是以火升水降,上热下冷,下焦虚寒凝结,冷结浊物,为之带下,安得独言为虚寒者乎?"还有经水闭少、变生成痨者,"或有以为血热者,随用青蒿等剂止之"以致"水不济火,火逼水涸",或"骤用峻厉通药,反损真元,多致不救",等不识机制、造成错厄的一些做法。至于胎前产后,时人多云"胎前多实,产后多虚",却认为"然亦未可执也。夫胎前元气虚者,血不养胎,若不补之,必致堕胎。若元气实者,必当清之,不然气血相蒸,则胎亦难保不动也。产后虽云当补,然亦当审其虚实。"例证尚有许多,此处不再一一列举,旨在说明遵法明理、辨证论治。

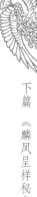

附篇 《麟凤呈祥秘书》原文

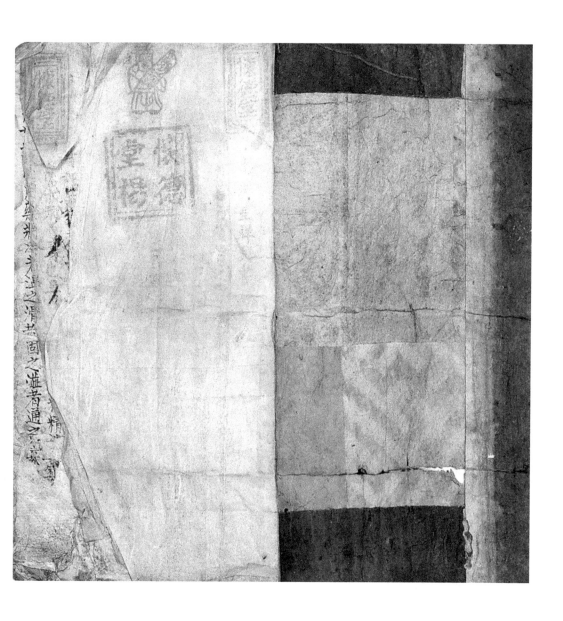

凡婦人月信行後七日之內子宮開矢前三日血正行不可種子後三日

血盡經末色如淡淡桃花正調如納精之候也陰陽一合必然孕育但

陽主施陰主受男精女血一有不調如天地陰陽不和則萬物不生故易

謂天一生水取生意也因名經水女年十四骨肉長成其宮血滿如即之色

如卵之化氣盛血滿天癸自降謂之行經一月一至受胎為易結為之色

生一胎去一節多寡各有成數多者為...生男生女之理

期乃來謂之不及未期先...調之女...迎而奪之用

紫黑者如煙塵水者或如...水淡黃者均...調和則

胎即有胎亦未必壽也且男子有精冷滑精...

亦如之故必用藥將冷者溫之滑者固之澀者通之妙矣

無數着之病則精牡血固受胎必固以變理功夫藥力

育成男右育成女盖陰血先來陰包陽

陽精後來陽包陰則成甲陰陽二煙確矣所以餚

保精不可妄動試觀飛禽抱卵獸懷胎尚有節焉

況男女另宿一旦交歡情越倍濃孕育自易　訣曰女

令情意濃徐徐方可勝一戰便成功其中有妹取工夫

暑神遊物外對景志情候吴其快樂之極居舌俱冷琴大

着力圖之也　又訣曰三十辰時兩日半二十八九君須弄洛紅將盡

是佳期經水過時使霍佚亂藿亂狂用工梢頭樹尾貞殘紅解

得花開方結子何愁丹桂不成叢

從行經時莫趁到二九个時辰上是雨日半夫此時男女情接酒須半飲忌

生冷物莫用臨時取開符紙燒在酒內與女人服之然後交合畢則令女人卧

側身熱臥勿動

壬子丸　治子宮久冷不孕者

白茂　吳茱萸　白茯苓

牛夕兩半去芎　乳香　細辛　白薇　秦歸酒洗各一兩

厚朴薑妙各五來　末藥　人参各三水　陳皮二兩

白附子三天个麵懷　石昌蒲去毛酒洗四兩　共為細末取壬子曰煉密

九梧桐子大空心盐湯或熱酒服十五丸男服壯陽補腎女服調

經養血須男宿忌葱蒜生冷馬目死羊物世三日忌大怒

胞勞者諸事初服嘗熱須　失食滋補久便不覺

前先服四物湯一劑之已臂滋雜空夫婦且見功力是

凡治婦人諸病要以四物湯為主隨症加減先順氣然後調經又必自攝

咸宜何惡之有　　四物湯　當歸酒洗　白芍〇　川芎酒洗　地黃

　酒蒸　一錢　姜引

一婦人經水不調時前時後或多或少加　白术　茯苓　香附　黃芩　丹皮　甘草

脹痛加　莪朮　苡仁　紅花　痛甚加　靈脂　末藥　血渴多加　艾葉

阿膠　姜引　一方加　香付　伏皮　肉之蓉　粉草　經行明服三五川　即止川

一婦人經水先期而來者血熱也加　川連　川柏　知母　條芩　支子　丹皮

蓮房和之　又方有　香付　甘草　青皮　北艾　阿交　無丹皮　支子　蓮房

又云將來作痛加　玄乎　丹皮　只壳

一婦人經水先期而來紫黑或后其体瘦有火加　黄連　地榆　荆芥　香付　土具

一婦人經水過期而來者血少也皆因血虛弱或人肥而血不足也加　黄芪　地榆　烏藥

人参　黄芪　白术　天冬（五味）　有痰加　南星　半夏

一婦人經水過期而末紫色有塊亦血熱也必作疼痛加　香付

又法加　黄芩　有氣加　木香　一法加　桃仁　紅花　靑皮　香付　甘草

一婦人過期而末色淡者痰多也合二陳二陳　又有過期不末作痛
玄乎　義术　香付　甘草　肉桂　热者玄桂

者血虛有寒也加　桃仁　紅花　玄乎　義术　小子　義术　土烏藥

一婦人過期先痛後行乃血虛乞氣滯也加　玄乎　只壳　小子　義术　土烏藥

八珍益母丸治一切月經不調血氣兩虛久不受孕服此半月可以經可以受孕

人参一兩　白术四兩飯上蒸　當歸身四兩　白芍二兩塩炒　熟地四兩酒蒸　川芎二兩
木香二兩　砂仁二兩　益母近末廿少二兩　蜜丸丸母百丸空心酒下

笛　条芩　靑皮　姜引

一婦人經水將末作痛或色黑者血其乞氣滯也加　玄仁　黄芩　潮加　花粉　黄連　香付　怀香

義术　小笛　土烏　靑皮　紅花　玄乎　丹皮　靑皮　潮加　麦冬　或加　枳

經水過後作痛者虛中有熱也宜八物湯加黄連玄乎知母

一婦人經行腰痛小腹痛悶者氣血被滯也有瘀血加　紅花　桃仁　莪朮

香付　木香　只壳　有熱加柴茨　久热加　地骨　末冬　又有經

以致心腹脇盡痛以前藥加柴于

一婦人經水不止者久必成崩漏加　黃連　蓮房　宗灰　木葉

一方加　阿交　地榆　介穗　肚漏加　香付　烏藥　久者用八物湯加提芝

一婦人經不行者久必成嚴渡加　免仁　紅花　香付　蒲黃　丹皮　還蘭

肉桂　休瘦加人多　黃茋　泉

一婦人行經失調心腹脹澌惡寒發热遍身终痛者感冒也加　柴苓

老並　香付　甘少　生姜引　咳加　只实　言更　杏仁　陳皮　痰加　花粉

半麥　嘔加　霍香　砂仁　喝加　知毌　末冬　寒加　干荔　肉桂

遠志　東仁　氣攻漏加　五乎　塊加　三稜　莪朮

脹加厚朴　泄加　木瓜　四支令惡寒加　付子　心神恍惚加　伏神

一婦人經不調潮热咳嗽似痰火專用消遥散　名加味消遥散治男女皆匝通用　煨姜引　肚腹漏加

丹皮　吳萸　炒黃連

一婦人經久不行癸腫乃麻血滂入脾經專用當冈川芎皂艻桃仁

紅花　丹皮　干姜　肉桂　只壳　厚朴　木香　香付　五乎　牛乡

一婦人經久不行腹脇有塊作痛乃血結臟瘀專用當歸川芎砭䗪

當乳香　香付　芍　芎乎　肉桂　只壳　厚朴　丹皮　桃仁　紅花

一婦人經水過瀝四物加黄芩白术
蒲黄　桃仁　莪术　甘芍　香付　木香　棗引酒水煎
一婦人經行痛不忍者割經也四物加行氣行血之藥制有手乜破積
散甚妙歸尾生地白芍小芎只壳蓬廣皮丹皮思木紅花
當用陳皮甘芍香付蒲黄丹皮只实積更紅花蘇木桃仁棗仁
　　　　白术只实陳皮牛乆伏苓胆草丹皮甘草木香
又一方用當歸川芎赤芍白术玄乎香付伏苓德斷紅花烏阨
烏嫂盐姜棗引　烏豆即黒豆也

一婦人經從口鼻而來者倒經也　　　上用游方學治倒經監盐蜀冓調其標
當歸川芎生地赤芍黄芩智更吉更支子朮冬杏仁只实藾蘖
茅根　姜棗引　磨京墨仝服　名加減四物湯　一方名加減八物湯
治倒經次宜固其本　　當归川芎白芍陳皮莪术香付甘草
一婦人經行遍身疼痛手足痺麻惡寒發熱頭痛乃觸經感冒
用五積散咸伏苓甘草加羌活獨活牛乆姜悤引　游方
蘭芳加減調經湯　八物湯加干姜肉桂半姜陳皮只壳皂垕厚朴
蒼术吉更昌蒲黒豆三十粒姜棗各三班為引

・107・

經驗乾漆丸 專治婦人血塊痛不拘芳少不論久遠治即神効 生干漆尿

硫黃研 肥 木香兩一 甘草八 為末称合一处研勻醋羹若米糊為丸炒

大每五十米湯下戒甜酒奇 按干漆性能削遠年堅積佐以硫黃陵之血後

則行氣後則散木香竹滯氣甘出解漆毒丸遠年之塊服當有効本草云干

七年火者氣血衰弱服之無碍又云久服有輕身延年之妙

剪紅散治婦人口鼻出血宜清心降火自愈 當歸 川芎 生地

丹皮 阿茨珠 蒲黃炒 側柏葉炒酒 地榆 只実 防半麥 知母

菌根 盞煮入童便服 調養經水終

○○○ 經閉成勞論

婦女成勞皆因七氣結憂思驚恐情慾過慶失調致傷心血心既傷月水

先閉息病則不能養脾故飲食脾虛則肺虛故發嗽腎水絕則肝氣不

榮四支干瘰咳怒氣焦傳變五藏遂尔成勞最為難治或有以為血熱

者隨用青蒿苦剂止之殊不知血熱則行血寒則凝凡經水閉少發生百

病上盛下虛脚手掌熱皮焦骨熱午後怕寒夜間發熱日夜不退盜

汗嗽巳煩燥唇陽面白唇紅頭昏目眩腰背痠痛四支倦怠小便赤澀

重則陰虛火攻兩頰顴赤骨蒸多熱乃水不濟火火不過水涸法當養

血建以治其本降火清解以治其標度可療矣然有經血閉澀月火
不通者又或因隨胎多產風寒暑濕久患潮熱肺出盜汗耗其真血
亦使血閉而不行養心健脾生血而經如竹也又當審其脾胃尚健
飲食如常果有血塊凝結方可行血通經切勿驟用峻厲通藥反損真
元多致不救慎之

加減調理　當歸　川芎　黄芩　貝母蜜炒
　　　　　阿膠珠　蒲黄炒　陳皮各八分
薄荷尖　只壳面炒　多少三下　藕節汁或芽根引食後徐徐溫服

滋陰清肺飲　治漏女虛勞發熱咳嗽吐血先以此湯清熱止血後用消遙散
當歸　川芎　黄芩　貝母蜜炒　草酒炒　生地　天冬　麥冬　各一

加味消遙散　治肝脾血虛發作潮熱自汗盜汗頭痛目眩咳嗽怔忡煩
赤口干或經水不調肚腹作痛小腹腫墜水道澀痛或腫痛乍寒乍熱倦怠

芽症益劾　当归白芍炒　白朮　伏苓　柴胡　甘州　丹皮　山支　上荷　知母
瓜萎　痰加　云皮川芎　黄芪　香附　煨姜引食前服　痰多加貝母
心臟悸加　棗仁　遠志　漓加炒干姜
左腹有塊加　三稜　莪朮　蘇木　紅花　右腹有塊加　木香　兵郎
怒氣傷肝眼目香花加　京芥　蝦炒　黄連　豆寇　小腹痛加　五子果
吳于　面仁耳熱頭痛口干咳嗽怔忡吐血加四物　山支　甘草　黄芩
末冬　香村　陳皮　有子亦用

滋陰湯　治婦人虛損勞傷調經養血扶元健脾潤肺安神定
志退潮除蒸止嗽化痰汗佳瀉開欎利用解湯散寒祛痰逐滿效神
当归　白术　白芍酒炒　伏冬　三皮　知母盐水炒　地骨　貝母
麦冬　柴酒炒　荷甘　煨姜引　亦見加味消遙散　前有貝母川芎　亦冬　陳皮

伏苓湯　治婦人虛勞咳嗽兼汗出心急虛耗心元之虛損肺氣不能
上壅心膈不快芽症　四物加　伏苓　半卜　壹麼　王菁　人参　甘草
調養血脉其病自愈　兼治去血過多虛勞發熱及吐血衄血咳痰喘
藏血漸至虛損不束徑絡明月信能調治必補元之虛　陳皮　尪　金多　子苏　木香　姜引

抑肝柴芽湯　治少婦霜君孤陰元陽欲心萌而不遂以致惡寒
发热全類虛狀肝脉弦出寸口上於鱼際皆血盛之致用　柴芽
赤芍　蓬术炒　香付醋制青皮　丹皮　地骨　山芙　多少各不　川芎
神曲炒之久　連喬　生地各五　黄芩酒炒　心膈不寛有痰加　法半
末冬　煎服

清魂益氣湯　治彌婦心虛慾前未遂兒交通妄有所見言
語乱錯用　茯苓　人参　名昌蒲　胆星　遠志各不　伏神各五分
归脾湯加　陳皮　柴芽　水煎臨卧服
皮白　赤芍　甘草各五分　陸半　柴芽各三分　龍眼肉七不　竹茹一團煎服

養心归脾湯　治婦人脾經失血夜晚不眠發热盗汗思慮傷脾不

凡婦人攝血以致妄行或倦怠驚悸血虛發熱肢體作痛大便不通經候日
晡潮熱等症　即名歸脾湯臨臥服薑引　心不寧怔忡加　末冬
硃砂/夕　痰加　貝母　腥星　陳皮　湯加半連各多　酒炒
遠志　阿交　天冬　藕節　末冬各人參　甘草4路　薑棗四怒煎服　兩
歸脾湯　人參　黃芪　當歸　白朮　遠志　棗仁
伏神　木香　龍眼肉棗子引
凡婦人思慮傷心吐血衂血用　當歸　生地　白芍　陳皮　吳實　黃芩
巴上陳皮只實不用

凡婦人瘦而色黃咳痰有血不思飲食用　當歸　白芍　生地　陳皮
只實　吉更　桑皮　杏仁
末冬　蘇葉　卜何　防半　京价　黃芩　黃連　石羔　知母
五味　甘艸　貝母　天冬　娄仁　功
凡婦人咳痰吐血塊用　當歸　防半　白芍　生地　條芩　知母　金羊　吉更
吉皮　伏苓　芜活　杏仁　双夏　倒柏葉　薑引　咳甚加　双皮　杏仁
凡婦人吐血遇多心痛逆血不止用　人參　當歸　川芎　赤芍　生地
白芩　陳皮　金羊　于葛　甘艸　薑棗引
凡婦人性急多怒吐血唇焦口睪睬小便頻數或時自遺乃肝火盛盛
支竹用小柴乎湯加　山炙　丹皮　漸安後怒後發瘲嘔血不食胃氣
逆脾上氣不能運行用補中益氣加　茯苓　半卜　漸安後又用加味逍
虛筋頭暈口干中氣不能上升痰出如湧脾氣不能攝痰四肢冷

脾湯兼服

凡咳嗽吐紅有潮用歸尾 川芎 白芍 多多 知母 末 麥只

柳 赤伏 條苓 姜棗七双灯心 紅多如茅根 實 丹皮 双皮 前手 烏藥 天冬兵

凡婦人吐血咳血面容甚瘦用生地 丹皮 白芍 川芎 黃耆 黃芩

支子 伏苓 陳皮 阿交 地榆 卜荷 甘州 姜灯心引

○○ 崩漏論

婦人衝任二脉為經脉之海外循經脉乃荣臓腑經云陰絡傷則血

流如山之崩其數莫止但崩漏去血過多其血虛明矣當大補氣血

滋陽絡傷則血內溢又云陰陽相摶則為崩崩滿不依經期若水之

熱則妄行是也治法宜升提其陽氣下陷固荣其陰血過多用諸補潙之

調養脾胃為主東坦言云然寒亦間有之似不若丹溪言為屬挑血

藥調理脾胃無有不通劲者夫寸脉微長病在上焦吐血衄血尺脉微遲病

在下焦崩血便血大都脉洪数而疾日下数升花急紧大者死症脉見

沉遲虛小者生机是又在審脉察症神而明之也

崩有新久虛實之不同藥有清補升解之各異診脉裁方慎毋忽諸

婦人血崩漏有二說崩者急也似傾如而未数日不止漏者緩也如

屋漏水點、滴、當不斷絕二疵皆因忧怒此情而凝泜者也蓋肝血

相搏宮中受傷矣急而未者治之則易止、之則愈絮不止者五臟俱

敗坏症也峷緩而未者治之必難愈愈而復絮益因生產之類子宮受

傷腸無所附陰無所倚流滴不絕法當升渙漸降火病可除矣

夫崩有五色青紅白紫赤也血热妄行不歸經絡諸家失血治全理用〈全〉

四物湯如法加之殞亡庶免矣

一色白而牛腸髓而來者氣血俱虛也加 升麻 人参 阿膠 之類補之

一色青淡緩而未者元氣虛也真陰不能守護聚而即山主四肢困倦 升麻 白朮 枸杞 黄茶 之類補之

顏色消瘦氣血衰蒸治宜滋補升提其清氣加 升麻 蓮苓 鹿茸 側葉 而止之

一色赤結塊而未者死血也益入五臟必似中風譫語狂言如有所見醫

者不明誤認中風妄用風藥相去遠实加 桃仁 紅花 蘇木 丹皮 黃連 鹿金墨之類究

行死血而后自止君人肥者必然挾淤 四肢合二陳去 半加 貝母 側栢

一色赤色止而復未者必有身热頭脹人事困倦小便澀痛大腸積熱宜凉血

養氣氣用加 栀子 宅瀉 升麻 丹皮 蒲黄 胡黄 阿艾 和之

末冬 花粉 蓮蓬之類調之

一色紫成塊而未者 經驗黄芩散 黃芩 沉朮者淮酒浸炒研三兩荷葉煎湯冷下調

秘傳效驗治崩方 治妾行色紅紫黑成絲者加 条芩 地榆 黃栢

黃柏　茅根　腰漏加　續斷　杜仲　故止　回香　氣脹加　厚朴

尺麂　咸血片加　京介　氣漏加　香付　烏藥　青皮　木香　氣甚加

大黃燦酒　嘔吐加　砂仁　火炙陳皮丁香白木甘少泄加木瓜热分

小便　寒加　泉　王姜　肉桂　色淡加養血藥為生色淡白加

蒼木　陳皮　半卜　兼行氣　香付　烏藥　單辦　續斷　木香

膠艾四物湯　治崩惣可　阿膠珠有艾葉用醋　蒲黃炒黑

归頭　生地各　川芎　白芍　泉　熟地各八分牲屬各分黃連黃芩

山支条　柴乎　甘少三丁　烏梅一側柏二燻　水煎溫服

架艾應加　棕毛灰　卜灰二次再進十服神効

蜴崩如聖散　治崩漏初起不拘虛實立効　四物生地加香付

京介　白木　防羊　阿交艾葉　陳皮　地榆　黃芩　水煎食前服

益母湯　治崩漏日久不止屬虛寒法宜溫補四物加益母草泉

条苓　陳皮　香付　阿交　蒲黃　参　甘少　空心服

加減五積散　治崩漏月久不止服滋藥反甚此有積瘀之血蕰結

五積散去　麻黃　甘少　加　防羊　京介　空心服効

加味補中湯　治婦人大甸以上血崩不止用補中益氣煎湯加　生地

黄芩　姜棗引　肚痛加　白芍炒　湯加　干萬

黄連解毒湯　治婦人年四十悲傷太甚以致肺竅閉塞上焦不通热氣中聳故血走成崩慎勿服辛燥之藥先以此湯解之

詩曰　黄連解毒湯四味黄栢黄芩芟子是退黄解久除烦毒热血

便紅皆可治

四物凉膈湯　治婦人氣鬱于中血走成崩後宜此方調之四物加
甘艸　芟子　黄芩　連喬　卜何　苦硝　大黄　水煎服

樗皮湯　治崩漏不止　地榆温血　川芎仁生地水　樗白皮炒二众溢血　即椿樹根皮酒

水煎加醋一匙空心三五剂效

艾葉炒芎　伏龍肝即灶堂　枯茶凉血　熟地補血　白芍酒炒　歸頭止血

京傳聯方　治崩漏不止　阿交珠炒有血方用蒲黄炒当歸　白芍
川芎　人参　白术　肉桂　丹皮　吳于半下　熟地　伏令　黄茋　末冬　香付　只壳　陳皮　肚腹漏加么乎姜枣

引又方用　塩审苓　烧為末空心米飲下效

○○○帶下論

帶者荣衛滯漏而成也經分赤白白者屬荣白赤者屬衛當其病皆因月經不調房色

在女子則为帶下赤白赤者属荣白者属衛当其病皆因月經不調房色

過度或產后血虛胃中热痰潭下遂滲入膀胱或白或红或赤或黄黑赤合五臟之色輕則来而不来重則来而無度腰酸腿疼頭昏眼花小腹脹痛飲食減少精神困倦四支元力世俗每行温補燥热流剂從而効者有之迷而延綿者有之蓋止知下焦帶白之虛寒不知中焦帶白之濕热若以燥热偏助心火心火既盛陰血必然消爍是以火降升水降上热下冷下焦虛寒凝結濁物为之帶下安得獨言為虛寒者乎昔人云水升火降曰既濟火升水降曰未濟未濟者凶既濟者曰吉誠哉言也夫祗治法当清上寔下清濁自分理脾養血濕熱自解更能清心澹味然後温補下元帶即除矣单下白帶濕熱下注赤白並下氣血下陷氣陷下焦則白帶血陷下焦則赤帶婦人白帶子宮虛寒氣血衰弱與男子清精同子女虛花從產難育凡白帶久流不止犯骨髓者名白淫男子白濁久而不愈者名乱溢又曰滑精二症俱無疼痛不覺而出長年流滴染者臉青肌無氣血治者不愈終遭殞逝法云初宜清解養血之剂赤多者加凉血之藥白多者多補氣之剂肥人素有濕熱者四物合二陳加　升麻　炙芪　痰盛加　蒼术　帶甚加　人参

升清除帶湯　治一切赤白帶下总方有加減　主方四物湯要归身生地

加黄苓　黄芩　白□带不炒　椿树皮炒流而止脱　贝母　干姜炒　灸少　姜引

肥人多湿痰加　蒼木　白术　半下　赤带加京芍炒　赤白兼行加

紅花　久下加　京芥　熟地　地芍　氣虚加　人参　黄芪　腰腿疼痛

加□夕　杜仲　蒼木　白术　鹿角灰三家溶　兼湿痰加柴乎　黄苓　丹麻

加减八物湯　治婦人氣血両虚赤白带下　八物湯加　山葯　杜仲

香付　烏梅　姜束引　肥人加半　瘦加黄百　脑悶加砂仁　去乎　肚漏加

五乎　小茴　去乎　冬加　干葛少許

吞止带丸　断後之法　当日　川营　白术　人参　香付醋炒　牡厉炒姜汁　烏药木角　青葉

五乎　小茴　去乎　腳悶加砂仁　去参　夏加黄栢　冬加黑姜　肥人加法半　瘦人加酒苓　香付　小茴　姜引　吴于

加味五积散　治婦人虚寒赤白带下　五积散加　升麻

升麻艾寒湯　治白滞并男子滑精白濁渐火並劾　四物湯加　升麻

芡实　人参　鹿茸　姜引酒絞空心服　按四物養血加芡术麻提気兄带尼不愈　人参鹿茸煖官助陽　連進三剂　止炒

故此　徳断　春根皮酒炒大　治白带　共炒末煉蜜成丸梧子大每五丸空心米湯下　腹漏加

愈者清氣下陥故当提之又精血散衰故用芡实補之

經驗艾附煖官丸　治婦人子宫虚冷赤白带下白濁淋瀝及面色萎黄容

顔憔悴四夫傷怠飲食少思月經不調肚腹疼漏兊兊子息煮盖劾

艾葉三兩　香附去毛醋煮搗

餅畔干六兩　歸身酒洗　生地酒洗晒　大川芎二兩　酒浸

蜜制　　人參一　官桂去粗皮　陳皮去白　續斷酒炒　黃芪

三兩　　　五火　　二兩　　　兩五火　吳于去梗　共為末醋

麵為丸梧子大每百丸空心醋湯下病除孕子功効屢奏　三兩

△胎前門　△診胎脉訣　凡胎前脉宜実大産后脉宜虛微

洪緩者真孕胎脉也

凡婦人性孕有三月脉漸洪大然病脉亦有洪大但病脉浮而急胎

脉浮洪而緩不遲不速呼急吸應指息至伶利　法曰六脉浮而數

者热病也六脉浮而緊者外感也六脉疾而數者死脉也大脉浮而

女人尺中須要盛浮而沉細是虛症忽然十浮為尺盛肝洪肺微

身有孕若是受孕三个月脾関位上脉浮洪五六月来心脉盛交

八九脉家濃十月交豆脉素乱臨産定知吉與凶

△産難死生訣

凡脉一呼一再至一吸一再至為脾和之脉若漏血轉珠動而搖絕一呼三

至日离径脉是阴加于陰一倍一呼一至亦离径是陰加于阳四倍如

臨産六至脉亦曰离径註云經者常也謂脉离常絡之處或沉而

細滑若與平生一假如浮大必難産

欲產之婦脉離經沉而細滑也全名夜半覺分痛應誕來朝日午

定如身重體热寒又頻舌下之脉黑后青及舌上冷汁當死腰巳須

遺母歸莫面赤舌青細尋看母活子死定應難唇口俱青漾又

出母子俱死悬高判面青舌赤沫出頻母死子活定知真

新產之脉緩滑吉實大弦急死來浸若得沉重小者吉忽然

堅牢命不傳寸滥疾不調死細附骨不絕生

辨男女歌

寸口浮、陰位逢、看来一個男兒夫

尺中浮漏寸家洪、借問還是小姑娘

產後傷寒歌

產後因得热病臨脉細四支暖者生

脉大忽然肢逆冷溷如其母能惟

妊任論　婦人怀孕二三月尺脉不見寄在肝部血不納肝故肝脉洪大至四五月方緣尺

娠任論

婦科脉經摘要　足寸関如緊尺脉絶不至者月水不利主患小腹引腰痛鼠

脉如緊弱若小腹痛主青月水不利

滯上夜胸膻　寸口脉浮而弱尺脉絶不至者月水不利主血缺

不利腰腹痛　右尺浮則為陰絕多不產

不子　少陰脉浮緊亦多不產

少陰脉數而氣淋者陰中瘡

少陰脉弱而微、則血少

尺脉微濇亦多

少陰脉長者阴中必捷核

少陰脉滑而數者陰中生瘡

孔竅生瘡　寸尺俱微弱者皆致絕產胃脉濇少阴脉微

遅、則阴中寒微則無精濇則血不来此為君經三月一洗

漏下赤白日下血數升脉急數者死遲者生　漏赤白不休脉小

虚滑生涩紧大寒数死　婦人癥瘕痃積聚脉弦急者坐虚弱者死

凡婦人怀孕身体瘦而元气弱者必多病益胚虚不能统血、

虚不能养胎故三月好而两目恶常服安胎养虚汤調經

如婦人怀孕身体肥而元气弱者必活小产多病恶气血相乗、

而热上薫胎乃水不安頂服安胎順气散则免他遗胎動服之立應

假有胎漏之血自带自滿服安胎咳嗽外感并症仍求丹溪諸書調理

之更恐医者是思心不醉则胎不動即无胎矣倘疑血阻为胎認胎为血阻

散探之如動則是真胎不動下脉息难定不明諷血阻犯而胎不安以

豈不誤耶　試胎散　川芎末毋用孕以艾葉湯下安胎之法有

一若因母病而致胎動者但瀘母病其胎自安有因鍋犯而胎不安以

致母之病者須安胎気其毋自安　母病如傷寒潮熱增寒咳

嗽気喘之類　子病如腰肉脹痛心痛遍胎之類并嘔进子懸是

紫蘇安胎飲全祕　治婦人姙気血服咳嗽寒热　詩曰胎气不

和奏上心当归大伏急忙芎甘草陈皮　大伏皮

經驗安胎順气散　治元气虚弱胎逆上攻嘔吐不食胞胎芋症

八物汤加陈皮　各参火香　思葉　砂仁　生姜　灯心别不调時服

胎中子動謂之子懸采枸三三四五六月服之安

經驗安胎養栄汤　治元气虚弱胎

参苓　其水　伏苓　生地　白芍　子思　青皮　姜汁化之　湯加花粉　天久如安

有火加黄連　麦子清之　有痰加竹浥

經驗八物汤　一婦人怀孕六月染病嘔吐不食頭量眼花股中终痛状

若欲产屏将安胎并剂而周効然其脉左浮而後右洪而数

法昌浮緩者孕之本脈也洪數者血不養胎也即將八物湯加

肉桂　二劑全安胎信胎前亦有虛產後亦有虛也亦有胎月寒固然

育神和氣飲　○治怀孕五月内胎動凌痛一切不安生方汽病安者多服其胎湯連

安胎条芩　肉白木甘少砂仁蘇葉橘熟地川芎歸尾参姜棗熱服飲恶
即安胎

下血炒蒲黃　阿交珠　肚痛加制香付　口枳　縮砂二物湯治胎動

肝痛或炎高而墜或重砸所堕劇動下血痛甚用二面砂仁炒加令黑法

皮灸未熱酒不酒米湯下下血腹痛陳皮湯下杀胎中挑則胎安可常服

顧胎飲　○治婦怀孕素慣小產宜早服之庶兔兔胎堕
白木　陳皮　黃芩　香付　杜仲　苓香　砂仁　甘蘇人参黃茋　石棗肉

加味阿膠飲　○治胎漏或腹痛或惡恐体倦恶食或恋热腷杞　四物湯
頂琭醋炙惠芙灸少杜仲德斷地楠　姜棗引
用糯米一撮引

紫蘇和胎飲　○治姙婦氣脹腰痛　子蘇　當歸　泉　杜仲条茋
練斷白芍砂仁陳皮参甘少姜引
制半麦玄姜湯炮通香油炒之但凡有孕當去半制之麻不傷胎氣制遇用

安心飲　○治姙婦恶心阻其飲食嘔吐涎火胶体倦急當歸皇芍白木
伏茋香付火香神曲砂仁甘少制半姜棗引

黃芩湯　○治姙婦心胆怯治心氣寫虛熱煩燥謂之子煩黃茋伏茋赤茯
人参竹茹甘少自恐实不止加熟地東肉
防半　茂煖花吉更小麦子叁兩炒
小麦頭　服之五炒　桑寄生　生白芍陳皮　大棗十八

大棗湯　○治姙婦元玟自悲謂之臟燥
水蔥用淡竹葉炒羊炒羊佐八珍湯丸炒
姙婦小便不通名傳胞或血用四物湯加兼五苓散玄肉桂服之即下如川
腎氣氣九如血通去傳義或痛必用心方多服

安服胎和氣散　○治胎氣不和悉心腹脹速疼痛名曰子熊或胎產瘣恶氣結

连日不安胎前诸症据皆宜此方加减调理　归身　川芎　白芍　人参

子苏　伏皮　陈皮　甘州　黄芩　胁痛加木香　砂仁　泄泻加白术

口壳　桑皮　蜜热加炒乎　黄苓　呕逆加火香　砂仁　泄泻加白术

伏苓加怀子月足疼痛不瘥者倍加只壳　全子　香付为主姜　每食前服

茯苓分消饮　治姓归面目虚浮胶体肿满谓之子肿　四物汤加泉

伏苓　焱苓　宅舍　山支　朱冬　泽朴　甘州　煎服

加味四物汤　治归小便不通淋沥名子淋症四物加炒黄芪炒阿交炒乎用

艾叶甘麻地榆前乎　宅舍　全子　山支　朱今　黄百　黄连

伏苓白术　苏叶　陈皮　厚朴　末令　甘州　姜枣灯心引

安胎饮　治姓归平然腰痛下血四物汤加炒黄芪　炒阿交　艾叶　甘

地榆　姜枣引　治姓临月中风目直视倒地不省人事吐逆如潮痰盛不语

目上涮用防己归身丹皮贝母王蚕白伏苓甘独活人参石菖钤生角黄苓桂苓加

千金汤　治姓归平然心渍痛腮绝歌死谓之中恶　用今艮花藤　茺蔚可

煎汤饮之如不和侵期任妄言谵语亦劲乃阴虚不足以济火气星不宁故血虚用

止血方

当归　川芎　泉　茯苓　人参香付　阿交　蜜蒙生

连生散　临月新产服数利甚易生产　大伏皮　人参　陈皮　皂术　当归

白芍　炙少　只壳　子苏　砂仁　葱白引食前服　春加川芎

防凤　夏加炒芩末　五味　秋加宅舍　血虚加归地　冬加亦通

只壳　胎急上冲倍加子苏　渴加知母　末冬　前乎　黄芩

肚痛加木香　肉桂　痰加法半　活石　食积加查

气实加香付　陈皮　气虚加人参　活石　白术

滑胎散　孕妇服此临盆易产屡试有验　益母仁　当归一伏苓一

子恩　只壳　活石　川芎各五　甘炙二一水通引次煎

秘传神劾利生方　全归上　川芎下　白术中　云苓中陈皮中羊乎当另只壳上

伏皮上、母少上、牛夕中、生地中、苑仁中、红花中前子上、生地中乌药上

葵子上、甘艸共为一大剂姜更引

如初胎焦血旺不用苄久加桂　如前产多胎加　人参

砂顧心乳香开子宫因桂通血脉　微用参

倘难产運進骨迸将死加神

治妊娠伤寒门

○一伤寒下後過經不解湿毒發班如錦紋者加　升麻　連翹各五尒

○一妊婦中風濕之气氣股前尽漏脉浮而濇頭痛太陽標痛加防半　制蒼　术各錢

○一妊婦頭痛恶寒氣口緊脉盛宜下人迎緊盛宜汗左関浮緊疛宜汗

○一妊婦身热無汗脉浮緊太陽經病加羌活　細辛　白止

○一妊婦往来寒热胸肋胀漏脉弦頭暈項強小陽徑病加柴子　黄芩

○一妊婦大便硬開小便赤濇气滿而脉沉数陽明本病加大黄　桃仁　麦冬

○一妊婦汗下後咳嗽不止加　人参　当慎用不得已

○一妊婦汗下後汗不得眠加　黄芩　山夫　因热生風加　川芎　葉乎

○一妊婦身热大喝热蒸而煩脉長而大加　石羔　如母各五尒

○一妊婦大便不利加　茯苓　宅湯各五尒　虚煩不眠加　竹葉　人参

○一妊婦小利赤如血次加　琥珀　伏苓　代苓各五尒　水停吐逆加　朱苓　茯

○一妊婦汗下后血漏不止加　阿交　艾葉　蔘　黄芪　甘少人参　皂尒

○一妊婦盖當血瘀思墮胎藥加　生地　大黄　铜各五尒

主方四物湯

生地各三尒姜引

加桂尖五　骨皮五

一妊婦外感風寒咳嗽氣促鼻塞聲重渾身壯熱眼昏頭旋心胸煩悶

二妊婦時行瘟疫亦治煙瘴用敗毒散　羌活　独活　柴子　前子　只壳　嘉　川芎　伏苓　人参　甘草　姜湯調服

一妊婦外感風寒咳嗽氣促鼻塞聲重渾身壯熱眼昏頭旋心胸煩悶專

用人参　子蘇　川芎　白芷　白朮　陳皮　麦冬　干葛　甘草　姜引名加減紫蘇湯

四時感冒不論虛実輕者用小柴胡湯合四物湯半十不用加白朮重者用

九味羌活湯合四物湯　當損益用之

治娠妊瘧疾方

加減清脾飲　治妊瘧寒多熱少或单熱不寒口苦舌干煩燥大便閉小便赤

脉弦數　青皮　厚朴　槟榔　白朮　伏苓　黄芩　柴子　半夏　草果　兵郎　只实　石羔　火香　甘草炙　烏梅　姜引

養胃湯　治妊瘧寒多热少或单寒不热頭痛惡心身痛面色青白飲食少脉弦遲　人参　茯苓　火香　厚朴　陳皮　半夏　苍朮　甚者寒甚加附子　姜引

治久瘧延至産後未定服之神効八物湯加　黄芩　良姜　青皮

柴胡　知母　烏梅　兵郎　草果　常山二味炙　甘草

生地黄湯　治妊瘧發熱口渴飲無度　生地一两五钱　黄芩　麦冬　知母

干葛各一两　石羔二两　人参一两　烏梅一个　每四钱水煎温服

治娠妊痢疾方

導滯湯　凡妊妇患痢赤白臟停積滯必先通利然後解毒隨症調治

當归　川芎　白芍　甘草　兵郎　此味单五十　各等分　虚弱者　大黄　生泡　身虚勿下　黄芩　黄連　俱酒炒　木香　磨　壯者加大黄　服

加減解毒湯　黄芩　黄連　黄柏　山支　俱酒炒　金銀花　苍朮制　地榆　赤芍炒　吴茱萸炒　木香磨　姜引

純白重加炒黄芩柏　不愈加　石榴皮　罌粟殼

大効湯　治妊痢久下不止　当归　白芍　砂仁　只壳　兵郎　黄芩　黄連　甘草　木香　姜引

芍藥湯　治妊婦熱痢便血　經云行血則便膿自止調氣則后重自除

芍藥　当归　黄連　黄芩　兵郎　木香　多少　如不減加　大黄

却氣止痛飲　治姙婦漏疾泄瀉無休肚腰運臍脹痛　当归　川芎　易
云苓　人多　伏皮　陳皮　甘少　柯子　肉豆蔻煨　呕逆加　皂泉　丁香
姜棗引

全勝散　治姙漏亦白腹中疼痛　当归　川芎　白芍　云苓　泉生地
人多　黄芩　黄連　地于　阿交　艾葉　石榴皮　甘少　姜引

小產論

夫姙婦養胎者血也護胎者氣也脈緊為傷血脈緩為傷氣氣多思
怒過度情性暴怒好食酸辛熱物遂致暴損衝任故有墮胎之患抑
且小產勝于大產如瓜熟自落小產如生摘根蒂非由自然盖由胎
臟損傷胞繁腐爛然後胎落盖不過于大產乎但人以小產為輕遂
致殞命者多矣治宜補血養臟用生新血去瘀血為救領也

補氣養血湯　治小產氣虛下血不止　人參黄芪炙當歸白朮川芎白芍炒
香附炒甘炙棗引

補血定痛湯　治小產瘀血為患按之心腹疼痛或惡寒發熱四物湯加
五平香附青皮丹皮澤瀉桃仁紅花水煎入童便潤各姜盞温服

加味四物湯　治小產心腹疼痛按之不痛乃屬血虛四物湯加
白朮白云苓人參　姜棗引

產後論頁

右頁

大君子湯○治小產腰肚痛而作嘔乃扁胃　人多　炙甘草　各　泉

平胃散○治子死腹中　白云苍朮　制半夏　陳皮去白　姜寒引
二捗溫服

肉桂散○治子死腹中半產不下
　西桑苦子死骨活面青舌赤母死子俱死心昏脣赤子死并治
　肉桂五分　丹皮去白茅三分葱白母下共六分每三次熱酒入童便調下

如咏黑神散○治胞衣不下惡露不下氣血氣次心昏脣赤症并治之
　黑豆炒半　當旧　白芍　熟地　黑姜　肉桂　炙少　蒲黃各四兩
　一方除蒲黃加付子共為末每二次熱酒入童便調下

逐胞湯○治胞衣不下通去惡血勿令流入胞中作痛脹自然除落
　桃仁紅花赤芍川芎只壳延胡索木肉桂三錢我朮肉桂于七　產牛栢葉　酒洗眼
　又芎蒲黃只壳此方必待脹轉身臨產門時服　干草霜　酒浸眼

催生散○歸身　川芎　蒲黃　紅花　只壳　肉桂　陳皮　壽　木通甘少
○又方　當旧　川芎　蒲黃　紅花　只壳　自炊肉桂陳皮　壽　木通甘少
○又方　當旧　真芎各酒洗五錢　只壳　紅花　蒲黃各三兩

左頁

產後論

產者兹陰陽生成之理寒子母換形之初母脫子離大傷血氣故調產母
如保嬰孩貴蜜為防護治產後如行兵尤貴机似妄發閒諸產經主
治多方丹溪專用溫煖之藥盖以溫煖則血得流通而惡露自盡可也
後患世人逐執丹溪之意止作寒治而用熱藥誤矣夫丹溪豈為寒而
用溫煖之藥乎大抵月內用溫煖而劫首之八九用溫寒而劫首之二二
益婦人新產榮衛俱虛腠理不密或自汗或惡食或傷寒發熱身通腰痛
或血行遲度又早起劳動或氣悩乳蒸但能作寒發熱身通腰痛
不旦視如常病槪行参散為主但兒產後其症不忌氣壅今病惟當調和
氣血引血歸經溫補為主但兒產后則瘀血歸于心心
多妄言狂乱唇睡不能言語虛者則瘀血入于肺日夜喘息朝夕瘀
壅脾胃氣虛若則瘀血流于脾脾胃身面觀黃或致腫滿嘔逆旦乾昏血

不歸養故也抑肝本血海血若虛弱身冷脉沉血若凛滿腰脹胸浮腫

諸病治當審究然挾之半月以先皆去内之邪仍當兼行氣血血如過

半月以後遇有難症或亦不得腸泥者則當隨症神而眼之

○産後治病總説

夫産後自虛古語云然之宜詳察其症脉相合不又當詢其血之行止及有

無痛虛否照後調藥焦免後患使執産後乃虛之説不分陽産陰虛

概以今氏白术補之不知今武白术大補而能提氣法曰氣行血行氣止

血止若提其氣則㽲不能流遍必定結塊致腹疼痛血㽲胸而㽲出

諸症矣

哭入心者則怔忡健忘顛倒不寐或似中風不知人事　哭入肺者則喘逆雍

卧音如猫喘　哭入脾者則四肢紅腫胸腹脹滿飲食不進　哭入腸者則

便血或恐臟癰或便阻塞　産後心漏中風口不語口開眼閉口臭人

○胎前産後總論

婦人之病典男子全男子二百單四症女子二百單八症多四症者帶下崩漏胎

前産後猶小人亦婦大人全惟驚風啼哭泔疾不同内經云男子主于

氣、為陽不外四君子主之蓋氣中之氣藥也女子主于血、屬陰不

離四物湯主之蓋血中之血藥也　經曰胎前多耗其氣故以氣藥補之女子

多耗其血故以血藥養之　産後多憂産若元氣固然、亦未

可執也夫胎前元氣壯若不補之必致墮胎若元氣實

若必當清之不膀若産痛必是惡露未盡若未行而瀉用補

亦當審其虛實、如元氣虛者腹痛不動也産后㽲㽲而瀉用補

則血當産結塊而成臟瘕漸次月中急須治之以免終身之患傷元氣

益者則當急用温補可也

○産後主方㽲當歸調血飲

治産后一切諸症氣血虛損脾胃怯弱惡露㽲

去血過多飲食失節怒氣相沖以致發熱惡寒自

汗口乾煩燥喘急心疼腹痛腸肚脹滿嘔吐眼花耳鳴口燥唇憤不語
寺涎大補氣血為主為症加減在後
　　人參　東冬　黃茋　熟地　白朮　伏苓　香附
　　馬姜　烏藥　甘草　炙　烏香　白芷　姜棗引

產後惡露不盡胃腹飽脹痛腸肚脹滿或脇痛有塊惡寒參熱加
　　肉桂　牛夕　只壳　木香　玄胡　童便　姜汁少許　去地黃

產後惡血去后腹痛不飽滿亦不硬痛但虛熱不退加
　　砂仁　白芷　益智　莪朮　東冬　去川芎廿朮丹皮

產後惡露去心嘔吐惡心胸脹或脇痛乃惡血中胃用加
　　砂仁　玄胡　肉桂　砂　生地　白木伏苓

產後怒氣傷肝胸肋痛腸肚脹參熱不進飲食加
　　砂仁　末冬　莪朮　烏藥　黃茋　去川芎廿朮丹皮

產後脾虛飽悶不進飲食加
　　砂仁　炒蒲黃　木香　厚朴

產後惡寒參熱頭疼遍体痛脈大無力氣血俱虛加
　　人參　砂仁　末冬　東冬　丹皮

產後惡寒參熱煩燥坐臥不宁譫語失神
　　加人參　末冬　山灸　辰砂

產後六日潮熱不退系陰虛
　　去地　人參　牛夕　東冬　辰砂

產後血空虛參熱煩燥蓐勞坐臥不宁譫語失神則神舍空則生痰涎使人譫妄住
　　煩乱譫語搖手戰慄走涎走涎妄

　　　　　　　　　（左頁）

　　人參　東冬　末冬　辰砂　竹茹　山灸　母貝　吳實　姜汁　竹瀝
　　去烏藥　丹皮　毋少干姜川芎

產後口眼歪斜手足麻或脇痛口潤戰慄不或作寒熱脈或大無力或虛細
　　皆氣血俱虛不能崇養筋脈加人參　黃茋　辰砂　烏藥　丹皮
　　脈未浮腔未有力惡血走涎加防半京芥　姜活　去黃茋
　　不可全作風治以風散氣有涎加制半竹瀝　姜汁　去黃茋

產後心血空虛乳孔血未口不能言精神短少太乙伏神遠生地名蒲言東末
　　加人參　東冬　辰砂　毋少干姜

產後惡露過多血虛參熱腫加砂仁末冬　山灸　木口巴　姜末引
　　去母少木皮烏藥干姜

產後水腫宜補氣血加人參　蒼朮　黃茋　去母少干姜烏藥　陳

產後惡露不盡小腹作痛加五昆脂　香附　蒲黃　酒服又去姜神曲糊丸陳

產後煩渴滿不止津液枯燥加桅香薷孛厚只實砂仁毋烏梅去只母瀉姜丹皮烏藥干姜附

產後脾虛血滯喘急加桑白皮只壳香付烏藥
　　加地人參牛夕乳香薄桂

產後去血過多遍身骨節疼痛難轉側实虛虛不能崇养肋胃
　　加生地人參牛夕乳香薄桂烏藥干姜

產後去血過多氣虛發渴加 人參黃芪生地 去貝母丹皮烏藥 發熱加 柴胡黃芩

產後形体狀盛手足厥逆遍身疼痛難以本方真血虛有風痰加貝母薄桂

以上俱係芎歸調血散為主隨症加減

當歸　川芎　熟地　白术　伏苓　甘草　陳皮　香附
白芍　黑姜　烏藥　母草　殼　　姜棗引

香附　能入血分行氣氣順則流怖
黑姜　去惡生新又血暖則流怖
丹皮　行血
白芍　產后一二七內不可擅用

○產後諸症散方

失笑散　治産后并平常瘀積心腹絞痛又或血運心竅牙關緊閉不知人事　蒲黃五灵脂血不行用生五灵之炒共為末每二次酒水服

定痛立効散　治産后惡血不行心腹脹痛又用兒枕作痛
當歸　川芎　白芍炒　生蒲黃　白豆　宣崔　香村　干姜
生地　五灵之　桃仁　红花　玄乎　肉桂

加增四物湯　治産后腹痛有現名兒枕有瘀血在内
當歸　川芎　白芍炒　丹皮　山查　黑豆一撮性滑行血　水煎入童便酒服

氣滯血凝者正宜

童便散瘀逆酒能引入血分以助藥力

經効散　治産后肝經氣滯脇肋疼痛或寒热往来肉热脯熱

湯穢湯　治産后肚脹不消似有孕

行滞止痛散 治产后瘀瘀败血块因感冷停血积痛
归尾 川芎 赤芍 玄胡 延 丹皮 红花 肉桂 五灵脂 蒲黄 姜引酒水

匀气散 治产后因受风湿身痛飞血不调见漏生左右者属气
小回 厚朴 乳香 肉桂 羌活 甘草 共为末酒下

子规丸 治产后寒战困虚伤气风寒以致血弱 肉桂 白芍 姜葱煎服
日夜不宁 四物汤加 柴苓 甘草 黄芩 陈皮 有浮肿者川芎 当归 白芍 熟地 羌活

乌金丸散 治产后败血迷身虚感冒潮热往来头痛重眼花四肢酸痛
热不寒作热 人参 当归 白芍 熟地 加桂枝 甘草 羌活

瘀痛散 治产后血气损伤下寒饮热 孕妇白芍及产小儿共为末酒下

增损四物汤 治产后发热头痛骨节疼痛四肢不宁
川芎 甘草 炒雄百 各 孕当 泉 肉桂 黄芪 细辛 生姜 冬枣 水煎服

陈补汤 治产后伤风手足麻痹头痛体热血四肚痛下寒飞热四物
当归 川芎 白芍 伏苓 黄芪 孕朴 羌活 潮水减加黑豆荠根童便服

汤加 柴平 地骨 白芷 肉桂 红花 姜引 五灵脂

清感汤 治产后感冒潮热
当归 川芎 白芍 伏苓 甘草 只实 姜引
京芎 羌活 陈皮 半 吴 姜引

增减柴平汤 治产后虚弱发热饮食少肚胀寒热往来外感风邪如疟
柴平 人参 川芎 白芍 陈皮 半 甘草 只实 姜引
知母 贝母 杏仁 子恩 双皮 乌梅 甘草 姜引 茯苓

宁嗽散 治产后肺虚外感风邪咳嗽涎迷雍盛四物汤加
知母 贝母 杏仁 子恩 双皮 乌梅 甘草 姜引 茯苓

清肺饮 治产后咳嗽涎迷目久未宁四物汤加
双皮 贝母 花粉 吉更 陈皮 莲蓬肉水煎服 杏仁

独参汤 治产后下血过多昏晕不省人事乃阴阳气血急脱急时用之
人参一两 浓煎服

十全大补汤 治产后气血虚弱及小产宜大补身寒热重加附子 人参 黄芪 泉
伏苓 皂 熟地 川芎 当归 甘草 羌姜冬枣

止经四物汤 治产后毛血下成片似朋沥同大虚胆胃虚弱加附子
当归 川芎 白芍生地阿胶蒲黄俱炒栢叶盐自熟熟花姜煎

加味四物湯 治去血過多或勞動傷力蓋之發熱口干面赤煩燥等証 當歸
川芎生地各家以人参黄芪各家熱不退加黑干姜引血生新血能引
気入気分補乳 姜引 凡有汗已加地黄

参附湯 治產後脾虛之脾泄諸証物洲 阿膠家
付赤芍細丸時倉三五四両醋浸石右清湯又許后服之附湯末 當歸川芎 熟地各三 参芪

回生丹造敗 治產后血去過量眼昏口閉喜悶黒口胛胑紙妝 白术 茯苓 防手 赤芩
血大不止加龍骨 赤石脂 俱以燒各三 熟地

一產後血昏細切韭菜一握盈于有嘴矩中以滾醋沃之忍封矩嘴將韭并當湯遠高
方用鹿角燒灰去火姜灸末以開灑脈即甦 熟地 生力 白术 茯苓 防手 赤冬沃膅

茯苓湯 治產后心虛雜志為怔言語腊亂健忘以睡或自汗盗汗
伏苓 人参 當歸 遠志 桂心 末冬 生姜大枣末引 甘草 黄芪 熟麥 姜枣引

一產後頭旺神昏不定神不守舍 用人参 伏神 遠志 陳皮 羊下 灰 熟地
布各 宅各 防手 瘫羽 朱砂 姜引

鑼汗散治產後虛極盗汗不止

止汗散 治產后血虛汗不止小便短少四文雄以屈伸 當歸 熟地 白芍 人参引

歸芎安志湯 治產后血止冲語語不止 當歸 川芎 紅花黒豆 赤芍
四物補心湯 治產后血虛不语以脈黄飲服 蒲頭 里 熟地 白术 砂仁 人参
清心益荣湯 治產后地黄人参赤冬 遠志 陳皮 補以调引 茯神 白术 人参
清血湯 治產后心肺二敓波血晨迷夫音不語又惑悶寒 名產風証升麻 菖蒲
加味八珍湯 治產后氣虛血症 當歸 川芎 熟地人参 菖蒲 姜引
七珍湯 治產后氣昏恍惚口不语引导生地 人参 菖蒲 防手川撰
四物柴苓湯 治產后不語時昏以当归川芎当归一家 砂仁 人参
香砂养胃湯 治產后胛胃困倦四肢 砂仁 白术 人参
加味回物湯 治產后泄瀉腹痛 黄連成
参伏白术散 治產后洩休虛付不止黑南龍水陳茂各黑南龍水丸服
解昌寿湯 二治產后洩不止黑 水丸服

理中丸 ◯治產後脾胃虛寒嘔吐瀉食不欲者

增損四君子湯 ◯治產後嘔吐加木香干姜 肉桂

肉蔻湯 ◯治產後作瀉腹痛

人參養胃湯

加味四君子湯 ◯治產後惡寒發熱腰疼身痛

小調經散 ◯治產後四肢浮腫

秘效惡癰湯 ◯治產後惡寒發熱

加味四物湯 ◯治水腫歸入屬陰從足起可治

防己散 治水腫喘急

腎氣丸 ◯治虛腫

一 ◯治血氣

加味八物湯 ◯治分娩過子用力傷血

白芍 熟地 川芎 當歸 防半 羌京 羗羊 獨活 卄麻 吳實 山查 姜葱引

服后將渣入冬青艾葉葱白煎洗

一方治尿胞不收因產用力太過

一治恶病 黃茋人參 白朮 卄卄卄卄卄

續命煮散 治產後血虛傷風

又治陰户下 治陰户不收

加味八物湯 此乃平補之劑辭治產後

又治產后

· 132 ·

归身酒洗 蒲黄 地黄酒煮焙用 生地黄 新产溃肿 泉 不息饮食减少

黄芪甘草用 泉 不息饮食减少 白芍 加当归三钱 红花一钱 蒲黄 当归三钱 姜枣引 不拘时服 更炒

蒲黄 姜枣引

秘授黄芪汤

凡产之妇无不体虚此方岂有干姜肉桂丁香不为燥热刻刻虚虚正宜服之切勿使其汗多亡阳以致不救另有他症不过末事公口本为先若有肚痛腹痛佐以行血之药如有外感月热头疼咳嗽芍症量加减

手拈破积散

此妙峻补之剂专治产后元气虚弱或四肢倦怠卧虚丁起不伏身热寒正

归尾酒洗 生地酒洗 白芍醋炒 小芎酒浸 只壳 吉更 广茂冬令 红花平
丹皮 青蕹木 蒲黄 桃仁去尖破研 煨香附冬多 甘草少三 木香任東 治产后心痰腹痛有块章走痛也不论寒热不拘远近一帖即效更有男子肚痛服渑不愈必然气坚壅滞用之亦效

共上末作一剂東三枚酒碗半煎至八分碗捌出待温入木香调 渣再煎
如不饮酒者以水煎入入酒一杯服 割经亦效
按此方功在归尾酒力如归人更进药诸病可治
如随症量加他物大全大補归脾逍遥诸汤俱有他病止

诗曰
四物只为广陈皮

大凡产后以補血为主焼不外四物人物大全大補归脾陈皮之類加柴胡茯苓更知此法用伏苓淡添其热必从其热化甘温之法補血付并用之也

热此方大能開结气行血补则成血瘕更难调治徒云血滞则痛气滞则
血遁筋行病宜黄末二红花共弎末

陰虛生內熱耳

六味丸⋯⋯血虛發熱神劑壯水之主者也 八味丸脾胃虛火要藥益火之源者也

婦人忽不語半年兩尺浮數先用六味丸料加肉桂四服柏參乃以地黃飲

婦人因怒眼歪斜炎上產呂噤瘖憎忿肺氣虛熱而肝木旺也大君子湯加
木香 勾藤 柴平 漸愈 又用加味歸脾湯調理

婦人腸風下血 當貝 黃芩 半 茯苓 活呂 甘呂 細 水煎服

婦小水如米泔汁下出如猪膏形白以體倦四物加 瞿麥 木通 先參 宮瀉清利

婦人身體虛弱口舌瀾痛餘飲皮 多不黃百蜜炒 甘少不下

婦人脫肛由太陽大腸虛寒其氣下陷用補虫益氣加味歸脾二方各服而余者

婦人糊胃嘔吐不食 人多當呂白芍黃連 參仁薑香酸棗白朮者朴青皮
只殼黃芩黃利半甘少鳥海木香 姜引 生地地活各呂黃百蜜酒炒知母

妊人脚軟膝干丑履 製蒼朮白茯八牛平⋯⋯

婦料科雜症

婦人兩眉稜角骨痛連及太陽面青多怒係肝經風熱用選奇方合
逍遙散加芨 天麻 黃芪 羊真 選奇方 羌活 防半 酒 甘穬姓
⋯⋯

婦人脫肛由太陽大腸虛寒其氣下陷用補虫益氣加味歸脾二方各服而余者

因分婉傷力後脫亦勁
婦人陰凜生虫屬肝經木旺肝化當用龍膽瀉肝湯 胆少宮宏更全木通生地
當呂此支黃芩虫揭花葉集納入炒 及逍遙以主其凶外用桃仁雄黃研末或雞肝納入
陰中以制其虫揭花葉集納入炒

婦人陰內痛係內熱煩急少思飲食乃肝脾腎怒兄氣虛揚選葉珍救
用補中益氣湯加 黃芪 白芍 支子 車金 丹皮

婦人素性忌怒陰內痛小便赤濕而不甚或單熱或寒熱屬肝經濕熱
熱肝致用 當呂 川芎 伏苓 白蒺木呂芍 支子柴平黃連丹皮呂諸熱生甘呂

婦人久瀉腸滑用理中湯加肉呵訶子或用金大補加木香呵呵
男子亦然若水瀉者必濃血

血乃脾傳于腎難治先洩而後水瀉者亦不治

婦人久患膿瘡因步履大勞惡寒發熱怠懶食瘡口出血乃元氣而不
能攝血用補中益氣湯而愈

陰中生瓦如小姐乃心氣鬱而邪火肝致且用四物湯加黃藶 胭少 木通
名菖蒲以通心竅補瀉外以貝杏散綿包納入陰中

陰器外生疳瘡肉生細虫痒不可忍此虫食入臟腑即危令人多 麥寒
熱肉痛勞瘵相似面黃肌瘦咳嗽生疳勿因俏急以逍遙吞麥冬 川芎
早晚二服外以貝杏散綿包納入

陰內痛癢不時出水食少体倦肝脾氣虛熱下注用歸脾湯加 丹皮

陰內浮腫堅痛苦不可言用自心甘中含五麥大黃二兩共為末和勻九婦包入陰中
利乳散 治氣不足通少木通川芎各二兩共為細末甘草水煎用猪蹄煮入藥食服

山支 芎䓖 柴乎 甘中 治之效

由肝脾氣損用補中益氣湯加山支 茯苓 數服少安又以逍遙散倍用山支脾湯加山支

華陀消毒散 +余服諸症退惟性熱尚在耳以道遙散倍用山支而愈

婦人身 青皮 貝母 八姜 連喬 名黃 芷节 益粉 天丁 と皀花 桔葉七片烧入酒服

婦人身參虎瘡或生單毒痛癢破膿水淋瀉發熱煩渴頭目暈眩日
哺益甚 你血瘡內熱之症以當歸飲加 柴乎 山支而安

婦人因怒身參虎瘡內熱仍以前藥治之

治男婦乳痛乳香末藥各乎木香只壳共為末酒下 各乳香散以
又方用荔支核烧存性五久香付一兩為末醺水拯湯或米湯下名醺散

秘方先当俦大汗用麻黃桂支柴乎防羊京介陳戍半下只壳

干葛 升麻 吉更 子思葉 姜葱引至晚煎服单被盖发汗已无误

进後方下之 归尾 赤芍 红花 桃仁 蓬术 炒手添 三稜生杰术生姜麦

土牛夕三寸刘寄奴二味班猫物米一百不去頭足红娘子生七論月数車前子戊

各三分冬葵子五分南桂七八半生射三寸酒炒熟入射擂匀服

婦人經滿肝經不能涉血者用归尾 枣皮 淮藥 生地 粉丹

龟胶 阿胶 茯苓 地榆 红花 枳实 枳壳 奥橋皮

鹿胶 阿胶 如愈後服八珍湯加龟胶阿胶 远志 枣仁 桂芎 大枣

引

觀形　醫學入門　九醫男婦脊然

第一看他神氣色潤枯肥瘦遲和脈活潤死枯肥是實瘦為虛弱

古今傳諭休即知腰內苦攢肩頭痛與頭眩手不舉今肩背痛步

行艱苦腳間疼又手按胸知內痛按中臍腹疼相連但迷不眠痰火

熱貪脈虛冷使之然面壁身倦多是冷仰身寄挺熱相煎身面

目黃胆濕熱唇青面黑冷同前

聽聲

第二听声清與濁鑒他真語及狂言嘉濁即知痰壅壅滿声清寒內

是其源言語其誠非實熱狂言號叫熱深堅稱神說見喻墙屋

胸隔傳涼症號顛画有因循日久病声音遽失命歸泉

問症

試問頭身瘦痛不痛寒熱無嗽外感明掌熱口不知食味內傷飲
食勞倦形五心煩熱兼有咳人瘦陰虛火動情除此三件見雜症
如瘧如痢恳有各從頭至足湏明向症候象差仔細听

口渴否　湯飲於水者為熱夏月大湯好飲為暑

舌有胎否　或白或黃或黑或紅而裂

頭痛否　痛無閒血為內感

目紅腫否　或暴紅腫

耳鳴其聾否　或古或右久聲甚未欶化用補湉之即湏兼開閉竹熱藥

鼻有涕否　或無涕而燥或鼻寒或素流涕不止或鼻孛或酒查鼻

口如味否　或不食亦能知味為外感風寒或食亦不知味為感傷飲食

齒痛否　或止脆或有牙宣

項強否　爆強則為癎痃

咽痛否　暴痛多瘀熱京痛多下虛

手掌心熱否　手散心熱為內傷

手指稍冷否　枯手足持脾不至或痛者為血與虛有痰

手足瘏痳否　枯令則為体虛令則為感二者俱熱為傷外感

肩背痛否　爆痛為藜攓扶腎

腰脊痛否　暴痛為外感火瘀為腎虛扶滯

尸骨痛否　爆痛為太陽經㤗

胸膈滿否　已下為結胸禾下為和入少陽經分為素惚胸滿者多藜火下虛

胸痛否　或菇或兩脇俱痛或一点空痛

腹脹否　或狀朕作脹

腰痛否　　或次腰痛或臍上痛或痛挍之神止

心痛否　　久痛屬虛暴痛屬實

腹有痞塊否　或臍結否可妄用汗下及動之氣滯滯之藥

心煩否　　或心煩爆不寧或欲吐不吐謂之嘈噪或多

嘔吐否　　或瀉嘔或食濕即咽

大便閉否　閉而後溏作或

大便泄瀉否　或溏泄或乾泄或食後而泄或黃昏時泄共一日泄止几次

小便清利否　清利為和在表赤

小便淋利否　溏者為熱不溏為虛

素有泄氣否　有則宜兼蘇利肝氣藥不可妄用升提及動氣之藥

素有便盆有痔瘡否　有忌取汗宜兼清熱涼血祛風

有瘡疥否

素有夢遺白濁否　有則為精虛不歛輕易易汗下

有咳嗽否　　男子犯產則泉虛其虛呂有外和或用猛劑或先補後攻可也

膝痠軟否　　暴痠軟則為腳氣或胃弱火病則為腎虛

腳腫痛否　　腫而痛多風濕苦為血虛多濕熱下注

胸掌心熱否　熱則虛火動腳根痛有亦腎虛有熱火病則為腎虛

有寒熱有間否　瘡間內傷午寒夜熱為陰虛火動

飲食喜冷否　　喜冷則為實熱

飲食多少否　能食不能化為胃熱

飲食運化否　能飲食易治全不食惟傷寒不食亦可害

素嗜飲酒及食煎炒否　酒多痰熱煎炒多犯上焦或流入大腸而為濕熱之症

有汗否　　　外感有汗傷風无汗傷寒无汗表泉和內傷則為陽虛有火

有盜汗否　雖甲出汗外感則為半表泉和內傷則為陽虛有火

遍身骨节疼痛否　外感为和否　表为伤为气血不周身重老痛则採運熱
夜重否　　　晝輕夜重為血病夜静晝重為氣病
年九多少否　少年病多者老病多元氣雖當壯生產多年老者要血氣少補不宜攻
病經幾時否　或几日或几旬或經年
所慶順否　　順則情性和而氣血易調逆則血滞難消服藥不見效宜用暢行氣之劑
曾誤服藥否　誤則血氣乱調解緩與用一二日后藥之可也
婦人調經否　或未经為血虛或當歷行時有外感徒入則散不可支藥者
經閉否　　　或有潮熱咳嗽泄失血白帶否此作飲食不能動為血滯潮熱若實為死血潮熱若虛症者為有孕
有孕能動否　腹甲有現結实不能動而元浭血氣其经水不時淺下
有瀝瀝否　　腹痛潮熱一現結实為瀝瀝
產後有寒熱有腹痛有汗重潮為氣血大虛咳嗽為瘀血入肺難治
為瘀血或食積惟滞有汗重潮為氣血大虛咳嗽為瘀腹痛多

調經主方四物湯　　　諸症合加藥性

血熱者清涼之　生地黃參芝子黃連　智柏 荆芥 麥冬花粉丹皮
血虛寒者溫補之　黃芪艾葉炒蒲黃干姜肉桂當歸烏藥川芎熟地
有痰者枯痰　陳皮半茯苓 半夏南星 雲茯貝母吉紅
有漏者止漏　香附黃芪烏藥乳香靈脂白芍青皮莪朮三稜
氣滯者行氣　香附大茴陳皮
氣虛者補氣　人參黃芪白朮伏苓陳皮山藥
血閉者破血　桃仁大黃青皮高芩三稜莪朮
血多者止血　
嘔吐　藿香砂仁白朮生姜烏梅
腫滿　陳皮五加皮防己木朮茯苓澤渇
口渴心煩　花粉末冬烏梅 五味 干葛 知母

中濕
　蒼朮白朮防己秦艽以仁大蒜伏苓

泄瀉
　砂仁伏苓肉豆䓤訶子白朮車前水瓜栗壳蓮肉藿香山查神曲麥芽人參

心神恍惚
　遠智　棗仁　硃砂　伏神

咳嗽喘急
　杏仁　桑皮　桔梗　枲子　五味　蘓子　麻黄　麥冬　阿艾

脾胃弱
　白朮　山藥　苐扁豆　蓮肉　砂仁　陳皮　半灸实　人參　伏苓

心痛散丁香細辛玄胡茱末

溫疫

其症大熱面赤目紅頭痛如裂氷脈或有力或无力或不應指㨾不合症甚至參
狂或其龍或泄瀉初起通用人參敗毒湯二三服其後照六經變症用藥症似
傷寒若見大熱口渴便秘或祕任用元極丸熟大黄四兩射一分或滾痰丸
輕則廿葉名羔湯六一散甚則黄連解毒湯又有用五瘟丸二圣丹者。加
減羗香正氣散。子思井卅苦於陳皮各伏零七加半真苓付满黄連八十
石羔紗胭火香苟䐃白止十寸斤執黄㦯干三㫒午㫖扁多所蒼朮卅
木瓜䓤肚氣連加參姜棗引煎服。五瘟丸。見有实症府所用。着其芷氣
運㦯甲己年屬土甘山为君戌黄今为君丙辛年屬水黄連为君丁
壬年屬木芖子为君丁癸年屬火黄連为已大黄三倍煎
膏入剛末搤通経統皆可服用綿纹大黄三兩濃煎搤开皂二两虫虬者火灸去
丹。不論傳経遍経統皆可服用

皮弦為末米糊打丸菉豆大棗豆湯冷吞下九十九念。時氣發熱狂乱及熱
不退或大便不通用雞子清一個白蜜一大匙芒硝三次井水調服。時氣發熱
變而發黃。因陳多黃連川芄白木伏苓孕補木通木香白方生姜引人參干
蓴黃柏勺煎服疫癘結毒泆注面腫咽痛用漏蘆藍葉升麻玄多芒硝
大黃。父方用姜葱汁水同煎化騰腸飲効。又方以醋湯漉紙貼痛處效甚懸
○已久疫癘之涤涌胆椎生必移甚余末以五虎訣享之又飲訣抹之餘
茶向肉洗之入房首脈涌防参狂先令其家人入房門診脈時面向別處以
避氣候暑者即止用大油條点灯觀其形色言語高大或飲勿退讓藥資
下輕訣。避雄搯鼻散以雄黃朱末燒酒調金耳鼻眈出以紙条探鼻令
嚏生或食大蒜数盆亦可。執生推黃九雄黃五朱赤小豆三两妙丹參令
見前刎各三分歃頭砂九分見秋七分真比心五分明黃
五分生苓末九分令箔二千個艮箔十個石昌蒲五分乳香五分小菓三十大
蒜擣汁為丸。進病人房開五雷訣見病人開五黑訣出門歸用輕訣過橋
後用輕訣
○治溫疫邪氣百病用棗二枚祝曰華表經念之遍望天旦取氣一口嚏于束上

診脈
左心小腸肝胆腎父肺大腸脾胃命一呼一吸為一息一息四至是無病方數
七極八九七三遲二㪚一死論浮表沈裏内外殊遲實数熱虚寒定要知陰
陽要熱已在有力無力分浮緩傷風緊傷寒沈冥為陽虛為陰兮
見不足湏有補若見有餘便用攻脈理精微言難盡學者虛心仔細認
○上高游氏補科秘方
婦人有孕子三五七個月胎氣不順腹内疼痛四肢冷痹嘔逆不安飲食少思

子思香附廣陳皮　黃芩砂仁木香隨　更有全子弁只實
藥大腹皮　　名子思安胎飲　姜告宿室心服忌半夏煎炒魚麵
胎前驚犯腹痛攻心胎漏多血不治恐胎漏乾而光危用后藥立効
八物砂仁京芥穗　大腹參陳只實是　芩根香附为子思　阿炎艾葉
同煎治　當歸要頻兒參應可良一頓同姜棗煎空心不拘時服忌色母肉

安胎和氣止漏住嘔
安胎和氣芎歸芍　黃芩知母犬腹砂　香付子思陳白木　茯苓甘
嘔橘紅加

治胎漏不止並漏者
八物阿交知地榆　大腹芎根妻同煎　腰漏加山藥外加之

娠姙三四月嘔吐青水飲食不進肚脈
八物陰知熟地黃　香付子思共陳皮　砂仁升麻熱地黃
泉甘州縮砂仁　黃芩煨姜良薑湯

産後傷風肚漏嘔吐霍汗頭漏口干怕寒
芎當　茯苓　泉丹皮　木瓜　黃芪　王姜肉桂　訶子　肉敬　以仁

治胎漏不止並漏者
川芎　變芎　厚朴陳皮　蒼茯苓泉丹皮　木瓜黃芪王姜肉桂　訶子肉敬以仁

男歸香氣漏通用
小茴五乎　母草苑仁　紅花　烏藥　王姜　肉桂怕冷方用　歸尾　川芎　赤芍　三稜　莪茂
歸尾芎黃屋朴陳皮香炒神以諸藥不用服用姜棗酒水煎服
五子六字麥赤楊甘者加汁汗麥冬家煎過公敘服

小産後血塊走動痛不可忍用
當歸　川芎　黃芪　蜜炙泉　茯苓　代神志麥　牲歴草
麻黃姜棗引
甘草加汁汗姜湯下嘔苦水湯下只湯用热忍湯下滾上滾下痛用

産後盧汗不止多是傷風
蓮肉　煨姜五匹棗子一枚　蓮子七個　畏炒金煎

婦人盧漏通用
熱不神効此方主台言洁家失傳不可種沒他人名三香却氣漏散

婦人風濕客于脾經以致面目盧浮四肢腫滿腰脹氣促
大伏皮　嬴陳皮　茯苓皮　桑白皮　生姜皮名五皮散姜三棗三次煎服

婦人調經水养氣血止元吧煨子宮無子者服之即丹子屢嬬之丸藥也
當歸酒洗人參蜜　遠志泔洗為為　沒藥　乳香鑑淨　阿膠炒為香附二兩山藥三兩水煮
川芎二兩白木鑑炒麸粉草二兩黃芪洗　艾葉醋糖　泉地泔洗砂仁四兩干姜者香附二兩山藥三兩水煮
白芍酒洗為薰伏苓去皮二兩余木皮於為甘草

．143．

婦人經水不通潮熱咳嗽腹痛不止

肉桂去粗妙　角茴妙一兩如白多者加肉從容酒洗二兩北麻五錢四月至六月減姜

當歸一兩末冬八分丹皮　　　陳皮　　　甘草一本　　柴于三姜

川芎三本知母八本酒蒸黃柏八本青五甘干冬十本　膋羊藿　服香七分

白芍八本兵郎三本桑皮　　白芍八本　空心二服水煎心服

當歸二兩川芎三本白芍桃仁紅花烏亲冬八分三稜莪朮丹皮赤芍各三本赤芍香

付各八分安卽部　　○前方乃你乳血之藥服至于七可安然后服通經之剂

見劾或効而及後此不治之症不可妄治又或泄瀉不思飲食俱不治也

産後胞衣不下用脫衣散

胞衣不下五本分　丹皮五本　改用本福萱燒灰調服　○又牛膝三姜子赤小豆一本貝母

産後四肢骨節作痛頭疼恶寒

羗活陳皮蒼朮　白芷川芎　官桂半夏生姜引

産後作寒戰咬牙作池

人参黃芪甘草　陳皮生甘姜　姜三本葱子心服

産後泄瀉身熱

人参白朮伏苓草　瞿麥滑石歸尾的　木通葵子赤小豆

車前乙兩瓜乙本研　小煎熟入酒少許服之効

婦人難産及三月木下橫生逆産

葵子白芷各三本　連日不産如牛乇痛而不降夫伏員乙

催死胎川方名牛夕湯

牛夕湯歸瞿麥通連　又乙方伏龍肝為末温酒乙本調為宗

甘草五本脂烏藥子姜三引水煎温服延往脉何愁難療

婦人月水不調腹痛或用白朮伏苓京芎　川歸　青皮　香付葵連

又有二月兩次八物姜連香付黃芪烏藥术禹高菜核朮生姜三片同

婦人經閉不通兩月一次腰朧

胎前二便閉塞大伏子思烏藥澤瀉朱令甘赤伏白朮白芍黃芩

伏神灯心生姜二便通流安樂　以上三方頗好

1954.注

產後咬牙寒戰人事昏迷譫語心服結如刀剌小腹脚腿疼痛

當歸　赤芍　甘草　玄胡　白正　三棱　丹皮　雀懷姜　香付　滑黃　莪术

青　热多惡寒于七桂　桃仁　江花　五灵脂　煨姜　黑豆同煎熟酒和

童便木香研　此一方更炒

婦人難產　蓄業　沙塘　钦右三文虎骨

調經種子仙方　此微盛懸尊為高安知縣時傳以濟人者不可輕視

月信不拘前後皆可服并治血崩白驗但不可任時医加

减分兩味數如遂不聽　當歸ِ絓一兩五奴廣皮二兩川芎五奴粟子兩枸杞

一旦弓ِ熟地三兩酒浸菖蒲一兩四剌香付一兩北沙參一兩遠志五ِ生地一兩

兩ِ旦ِ壁土炒熱地九蒸九晒

兔絲一末冬一兩早仁五ِ末五甘草五ِ条苓一兩肉桂ِ三用艾水煮

蜜为九空忘每服卅九或随分两多換作水藥十贴亦可先驗用艾葉

为引若九藥必更精依法製就服此方者不可邊服恐有感冒

湏先服久蘇飲三剌加炒

又方　川芎ِ熟地ِ陳皮ِ砂仁ِ烏藥ِ新ِ艾ِ甘草以九味各二ِ当四ِ五ِ弓弓ِ四

云乎蓁ِ香付ِ三ِ水ِ回仁ِ分为四ِ占加姜三片然則早空心服侯經行時服熱藥每

日一剌至第四日經尽ِ合即有孕先如初次不孕後次再服至三四次必驗

倘夫不在家或征水末作勿服如征未先期数日者去征水征即自調矣

胎矣此藥能治女人子宮寒冷或經至時腰膝疼痛及前後不准久不受胎者殊効

陰挺方　女人陰中突出一物長五六寸是也
戾砂圭射少許為末每服三家酒調下甚効

血崩方　婦人久崩不止用龍芽少三両自雞冠花一朵漱各一碗煎露一宿次
早温服　渣再煎次日温服三服即愈

絕産方　紅花朵肉桂両五煉蜜丸
乳香平射香平毋丁香

治産後腰痛有積滯作泄方

治一切難産催生丹
腦髓研如泥為丸如實大每服一丸温酒下其藥兒握掌出

打死胎方　附香平子肉桂另研貼後用百草霜生欄上拿各早稈及酒
如腹痛加大黄三分搗研後調少許調服即下此又方係後治胞衣不下又不可用錯在打死胎方

又方卷术陳皮厚朴甘草皮硝各両前四味水二碗煎一碗去渣入硝全
服封礶內書一出字

治胞衣不下方朴硝三家慧本三家研为末温童便調下作一服

縮小金連方　碙砂家白伏苓三家藁本三家共为粗末煎水三碗又用薏苡稿燒
灰熱水淋汁同前藥水炮足如此數日自然軟柔易祟如脚生磨是毒
急出用訶子肉研末抹自愈原生脚不遇一月即洗時不可犯手如犯之手
亦漫小矢慎之

治小兒痘啼方　蟬蛻下羊截为末一厘煎邊何湯又酒少許調下即止

治小兒邪胞腫方　猪苓宅澤瀉甘遂金銀花各五家分四貼前服沒腫即消

小兒因遍成疳肚大肌露目腫垂危者

大別子陳壁土拌史君子焙研为末蛤粉炒燴還明沙末牡蠣研末
各等分用諸肝一片竹刀開一只末藥在內用八分或一家

鷄肝散　治小兒癰積服將起膜

用鷄肝一个忌水并鐵器以木槌搗碎黑四盞之下藥末三分用蜜盞　晃茶雄黃硃砂各半分共為細末

翻半盞同拌分低盞好飯上蒸空心服

小兒一切驚風痰熱咳嗽神丹

天麻仁防手全蝎薑製白付子硃砂撝青金各五射少許全蝎半分何一味

膽星青黛各半半夏薑炒甘草半共為末煉蜜為丸硃砂分衣每

九重平丁灯心卜何湯下或今良湯下

炮龍丸

天座黃荄雄黃二共天麻荄半膽星兩羌活二荄防手半貝母一荄

良砂三荄附三丁甘少分蝎藤分二荄共分細末煉蜜為丸如皂角子大薄

荷湯下不能治驚風痰咳嗽潮熱甚半半草半湯下　聽甚

小兒紅白痢如神　拋榆白勺炙甘草各半以蜜二荄不可信子乱枯須

用芽戰柳水煎五更空心服午後即全念單紅倍加地于單白倍智芳

忌生冷量腥三日大人兩倍用之

治癬方

又方　陳苦爪根或陳牛雞百荄茱萸鍾用陳久者更以煎水服數次愈

甘少荄花椒廿荄川椒九五用酒醇一并水二并用奴服生薑惡癬薑不過三

酒洗木香鮮半單赤刃地于平桃仁荄稜單白加紅細荳荳紅荄

数次必効如黃爪姜烧尤為末紅洒蜜湯白痢糖下空心服

治一切癬惡無名腫毒荄背無一不効

一荄不必愈用斧頭搗一于下後以布連絰膏用藥攤之愈即自退

單荄仁四久松荄五久国丹方腳熡三荄杏仁三荄輕粉

臨愈歸身荄食花五荄天丁荄太粉三

治軟節膏藥方

草麻仁四久帝即倍重重首烏兩倍重

又方。黃爪姜烧尤为末红洒蜜湯白痢连服

濟瘡白聽方

左荒三荄黃柏荄鹽冰片末以荄薑取生薑燒燒猪油搽

以黃爪愈黃柏増り濕低封口以鷄蛋烧即自泛

狐荄仁荄用斧頭搗一千七荄花椒荄荄

三香定痛飮肉

兒茶　白芷　川芎　防半　乳香

束藥末入客黃鐵淨分薑束荄煎八分服

孤黃荄吉更官桂烏荄當

束藥蒔分薑束煎八分服

對口瘡方○鯽魚一尾去鱗連腸搗爛入頭垢三四次再加蜜同搗匀從外圍入裡面

由一孔生毒氣如乾再接著已成將出濃也入不治此方可治外圍此孔内
服三香定痛散　姜片父火燒三九即愈

○又方○以皀角花根搗酒查敷瘡上切愈

疔瘡神効方○白毛猪糞子好具猪父鷄蛋一個煮燻白同研用典灰芝酒
調服架益汗即愈　真礬死回生至妙方也　服藥后頭上有根紅毫毫漫之

○又方○疔用針桃斷紅絲以火刺之内服消鳳敗毒散
湯泡火燒瘡方○凡遇生毒切不可用冷水浸恐生肉内致貴爛即取浥洗之
以拔其毒肉消小便乘舌以麻油調消石敷立止漏不爛

○又方○以柴灰調徐亦能止痛

藤瘡方○白止楷黃栢海漂酒研末加水黃丹燉重又用白焙父黃焙父同麻油煎
凡眞膏貼之念爛者必用此方

藤瘡結口正痛去毒神膏方○黃白蠟各一各黃栢二末
黃白端各一各乳香沒藥血竭硼砂各父父父白占父黃焙一两麻油数日自念

藤瘡方○將八味研末先將黃白蠟入熟猪油内熬化離火
隨將末藥入油内攪匀油紙作夾紙慶開貼每日換先將茶洗数日自念

血瘋瘡○黃栢　花椒共前浥一碗將多甘石一两用炭火燉紅浸水淬三次為度去水不用
焙甘石為末丹加水片五无和父半再用綿油調搽濕者即父半末攪之極効

○又方○庚砂多无父多三两丹加
敷藥此奏玉書五两研末作九服即服亦出膿者殊効已出膿者亦最殊効

梅瘡方○全蝎　馬蹇兒　　共為末同父好本調服亦可服数効
將牡勿多燻過同前服即飯內共茶調服亦可最殊効

漂瀝方○生羊肉蕤兒父乾研為末猪胆調搽

○又方○全当旦酒洗去更連赤燉父食荒净鈎蕤爭陳口売以上各二两陳干
敷藥取黑公猪肚子一个不要水將末入肉外用綿縫取元藥谷燒酒二
研末入猪肚子研末為度又取盡肚子不用將藥攤干文浸先取黑復
壺以桑共後父煮酒干為度以水浸置盡内熟盡以花卻勿慶將
栢草二担以水浸濕探汁枚鍋内熬盡探汁枚如其著之次每次要汁
末内以汁排匀攤餅日中晒干燉父丸每早服后用淡酒送下或其著二父分服至四五六两
三碗煎盡宜多服即此汁為丸母早晚后用淡酒送下
耳消此係萬聽之方庚父精製断無不効

载齐方 温昌壻传 竷癵癮癧癵以上吾于熟将参之先用硃书於右师

治眼仙方 宋朝元豐年間有揚州太守年七十四目不明元方可治辛德行
堪壽嘉故有仙童傳一奇方搽洗三年復如童每
歲立冬日採桑葉一百廿皮潤年加十皮陰干每月用十皮水二碗砂鍋煎至八
分搽洗但洗之目必須齋戒勿見色熬薑酒喜怒或有不依此志洗之無
効切勿謗此仙方仍伏潔誠異洗必然成功四東日出期開后
正月初五 二月初一 三月初五 四月初八 五月初五 六月廿七 七月初七 八月初八
九月廿七 十月初一 十一月初三 十二月初五
溱水調三茶匙送下。目末腪痛將自心䨳重挑洗即開目頃此以其氣退其新熱也

明目方 南芳藥 小便不通用果茶一盞同厲薑煎湯服
必末同生蜜四兩調勻琜硨次脛 五呋子蟾四兩干为末每清晨白
陳米醋二兩浸二痛

麩仁膏。點眼去医障如神 麩仁一兩硼砂䜣氣羋脑平能胆牛

却扁散。治心氣冷痛不可忍 五呋脂五呋蒲黃等分之又之
橄多平川弓蒴共为末每用四呋入塩少許井花水酷人水煎溫服 大腸皮煎湯岳服

治心氣痛飲食不進况重歇散絕者 三稜 莪术 醋煮良姜兵劑术
香青見乳香去油香附陳皮分子五又之 二呋調下

治悉腸沙方。生百丸家研末 用陰陽水調君怠

治悉心胸脹氣扁嘔吐 椿樹皮樟樹皮芽分为末麥麵糊为丸弹子大煉
散多平川弓黑丑大呋二兩白㗽蕪蓸二兩香什醋炒 白松羋二兩

椿樹散。治心氣扁神方 南木香一家其炙四平黑丑末四平雄黃二家兵䟽出
去穰四兩㗽香附四兩兵郇芟血竭如當归三兩有淡如貝母文大火煉蜜为丸家送下丸

法製茰香丸。治遠年心氣痛 當归三家牛黃䜣
去穰四兩㗽香附四兩兵乳屜如當归三兩有淡如貝母文火大远志三家牛黃
一家共为末煉蜜为丸如梧桐子大空心木香湯下三九粒 皂條白䖳

門腸氣痛方 凡腹肉氣痛小肚如一支猪末落小便者皆田酒后行房之根

久痛則愈傷入用雞尿炒热以布袋熨在痛処揉热則又揉冷又炒熟

◎治腎氣方 左腎痛即愈陽物為則至于右腿上炙三点若又腎痛亦刻
若年者用荔支四两将肉剁吃核少研末每旦用酒調下三分共炒

◎治牙痛驗方 甘少三家生地京介防手各家左青皮陳皮各家左边酒痛如白
◎又方 炒右边齒痛加黃芩柴平各家跳石燕為引
◎又方 川芎 細辛 五味子各五分 昆角七分火烧存性共為末旱辰擦牙神効

◎治烟喉驗方 門喉腫痛不破将快子頭舌上打溫藏厨房狗粪灶焙到腫
處一点即破流出膿血即止 ◎又方 用芳橋汁調入醋放二三点臭肉
◎又方 臘月取青血胆数枚入明凡小許掛于西北簷下陰干遇症用三分
為末以毛簪吹入殘効

◎治黃腫奇方 名羔四両煅 梔子仁一两炒 青黛四両煅红栝子二两炒 共為
末糊米糊為丸日服三夕淡酒送下 凡遇身腫滿金匮腎气丸

◎治喉痹双乳蛾 透明雄黄新瓜蛸過五夕攀金一分巴豆芷芷灵灰共為細末醋
打麯糊為丸如菉豆大每服二丸研細以鹽梅前汤下或热茶可候一時或上吐頑
痰或上泄即甦全愈如不吐泄丹服二丸元不愈者若牙痛関緊閉用鐡匙

撬開灌之俱藥可到喉嚨元有不活小児只用三四丸此方要治二功遲喉恚
喉痹及胸膈氣膃倒仆不語手足厥冷不省人事者并

◎預治牙打血不出心方 杳且炒黑存性為末酒調二次服之任其疼痛夾打元患

齒可治牙修合宜滑吉日

◎又夾棍傷 自然香武两豆付上塊同煮熟取出搗如泥敷上即愈

◎取牙不犯手方 草烏鼻燦各至平川椒細辛各三分炒末少許搽之牙自落

◎洗鏡方 水良末丹麻錫俱共抄細末洗之明極

◎長髮潤髮方 芝麻葉煮兼三種共搗汁一碗須深洗乞次其法可長三尺

胡鯰子治痘瘡磨初起收热清理方 羊草葉并效又苓婢蝉蜕青皮各家糯米甘草水煎服

許合梅先生治浮腫神効方　丹麻紫子各下白勺酒炒子甘艸少下廣皮八分

厚朴友扁豆七少炒木瓜牛山查五立荷梗三寸防水浮加滑石澤水泡苓茯煙澤四劑瘉

愈後調理方　孕杵廣皮各八方杏肉扁豆各八分甘艸七下山茱下杂友炒手

　以仁二茶姜二片

治蛇蝎傷雲症符　凡被陀蝎蜂蚣咬傷者即取正誠惡端坐密念一二三四五盏

木水火土無論蛇蝎与蜈蚣咬傷畢用虎口一撮士念之如雄令勒益畢即屡符之指撮付中土此搔在

　座時念祝曰吾茶君急之如雄令勒益畢即屡符之指撮付中土此搔在

患双喝曰住即止痛　以工从盏鱵傳　座府左四右四巾二英子

治人便血症用　火麻仁半升槐米半升男妙研末麵糊为丸淬水下

治人咬破傷方用　魚板或胸魚板烧灰为末香油調搽

治百病簡易方　五更早時或念夏初戌已予不聞水声吞咽一味陰干楊末

　温酒調日服二个則夏元瘟凌秋元瘟痢

治吐血方　用童便之及酒三方侧柏叶汁温服即止

梅瘡三仙丹　水良友明几三茶牙硝二茶廾吞汁用黑公猪胆調搽即愈

蛇頭指方　用鶏蛋明一孔將指入内待蛋化水又連復三个即愈

腎囊風方　用川麥根煎沐洗之愈

脚忽爛流血流水扁極方　將尼灰滲氷灸去灰由水入生桐油擂糊搽上効

脚久爛瘍腫血不止方　黄蜡三茶脚永三茶为末用麻油半碗同前为膏貼之

治更入耳痛方　草果藏元仙沙糖次同煎瓦下三个諸骨化为丸永渡

治骨鯁方　馬前子切三麻油前燥焙干研末空心調酒抹服一匙

又方用愛見劾　用生姜搽猫鼻其尿自出滴耳内可即出或用麻油滴之則虫

顛狗咬方　用向東腸永島正壽根上皮去外層粗将内屬磨水吞之亦化孩亦可

　礬鍋　食盏亦元妙妙你屑聽之

蜈蚣咬方　用鶏母子血砑黄尿搽之去劾

蜂叮　見菜叶搗汁搽卵愈

又方　食野渍受毒方　用黑豆煮汁溝之

刀傷并打破皮方。荔支核搗碎吹末敷上立止痛生肌

對鳳仙花子一名急性子研水敷神効。傑医對口瘡方

牙痛方。艾葉搗爛入盐少許塞偏処立効。又方用楮皮灯喬入盐少許焼爛塞兩

荘黄兒。荘黄一所用酒浸氣丸次為丸可治红白痢

婦人肋骨痛験方。火酒和。当归 䗪蟲 自然铜 生姜另有加味仲圓癌健泰丸

鼻血不止。用火筒搪厚浸蘸貼辮子上将油纸条点灯童将布傳佳以童上滾水邊之

小便不通。即通

蛇舌驚方。用火剌人中穴

慢驚風方。用理中湯加人参付子

小兒急驚方。用永䃼包尾右眼一口蔌男左女右俟啼哭声動方放

凡小兒溺水死切不可倒䖝輕々扶起抱住掌心灸得丸掌倒服工盞換兒鱼

兒自縊死将尿門緊閉又消口阿氣水久自輕若遺猶尿尿不可救

换又将口對口吹氣不久自活

○小兒至聖保命丹　治驚風發嗽

天竺黄　天麻　白附　蝉蜕　全蝎　勾藤一两　薄荷　前茲两枳草芽防芽麦

枝沙随一方水为丸煉光酒屆風閣上剃

九種心痛　生姜磨湯服

陳皮、姜研末将沸湯調和为丸用今菊花...

胞衣不下。用孕孔香末童便含酒煎服即下加当旦生夕各五分九秒

鼻血不止。用小兒胎髮烧灰为末吹鼻中即止

小肠疝氣。用烏藥二两廿麻小囬各八分水煎露一宿空心熱服

编身麻木。用四物加八分姜煎細辛三分水二盅煎服

中風不語。用竹瀝加上萬蒲細辛少各冬姜等水煎温服

嘔吐霍乱。用硝石三分滚水調服即念

小兒脱肛。用今凤花連根即湯洗遇沸蓮葉花上即止

舌胴。用砂仁一两水煎濃汁食之自化

擦牙烏鬚頬。擦牙烏鬚頬要好連凍香細辛煙子并兒焼存性寺为研末固醬灵

擦銅如銀 用好錫手中先顛化後入水良久共為化起凡一手共為末擦之智銅美

脇腺 用枯凡一字蛤粉檀腦各五六共為末少許擦之求去

麻痘威毒 麻毒用生麻子搗爛敷遮毋用生煎上搗爛敷即退

取牙方 用白馬汗一丟玉簪花一丟甘草八十雄兹石丟共丟為末擦牙上咳

嗽一声自洽 白馬汗用皂布三尺放馬上連丟次洽布焼灰存住

治蠅法 ○五月五日用硃砂寫白字到貼各廈

治蚊法 ○五月五日用射草四十九根 六根次一庭又面卷至五十井水一字用劍訣書

治老鼠方法 ○ 頭用燒灰攙鼻中惹要妙若者告猪牙并生燥研求吹之更妙

治猪不飲用 皂角燒灰攙入即飲

木別川号三昳傳雄黃減可半共为平三物为丸燒一柱自然蚊虱不相侵

治百骨鯁法 字三个 魚骨鯁字三个 鷄骨鯁字三个 以碗花水東洋大海

肉骨鯁

治蚊法 東閣太子是神通雪山童子治蚊虫今晚漢鐘離吕純陽在此借

又法 宿蚊虫跳死随吾竹葉此我丟敢莫來敢即丟求敢即者若有

志心飲令雪山王秦靖吾自卹到一更下大露髓到三更下大霜

睡到三更下大雪睡到四更冷雄當下大霜凉蚊虫無处

藏若君入我葫芦內明旦丟欽丟快子一 遍吾急二如律令勅用新針一口竹葉丟罷丟念呪

君急二如律令勅用新針一口竹葉丟罷丟

次早枚蚊你黑滌丟救其敢 門睡要呪語

枝架碗上吕劍訣于內

又方法

此廈蚊虫速速

注：本页有部分神秘色彩内容，不可信。

藏身當吾者背吾者也霆霹靂霆霆霆霆霆霆霆霆霆霆

五月五日用硃砂書畢向東方黙念一遍叩齒三通脆皂內

治瘧疾告狀法

告狀人〇告為羣虎害民命事大思祝高宗祝相保祝么兒
并弟兄之人在陽間粤好放猪食人青苗被天雷打死在
陽司不得安身參回陽世變為瘧疾撓害良民一個頭上來
一個脚下來一個腰間來一個要湯一個要水一個要熱一個要
冷左邊銅鎚三百下右邊鐵捶不離身種吾菩情慈想吏畫群
惡害民本怠本

東厨司命 安宋下 祈羌神兵鬼將擒羣惡除害救良迫告

萬病單方

烏金散

用苦實四兩黑豆煮三次漉過夜母沙換豆指開每旦急炒外一色方是
火候用竹刀刮去毛切片醫干焙炒黃色研為細末其豆子渻堀坑埋之或
六畜一吃即死亦有細黃土炒若待炒得起指開揚色方是火候
用獅米將雞瓥爛入藥擂匀為丸如菉豆大小兒丸末米米打糊俱
忌鐵黑兒孕婦不可服其餘大人二分五厘小兒八厘

一名闢聖丹 白礬君為末 若治十五症

一潑火 二番胃 三火眼 四虛滯 五膈氣者 六紀淵 七瘟疹
八隔食 九咳嗽湯下 十喉痺 十一積塊 十二痰塊 十三量勁茶俱冷 西蘭阔

一名小靈丹　珠砂為衣　共治十八症

傷寒　癖濱　半身不遂　偏正頭傷寒溫疫　麻木不仁　手足痛　咳嗽

手足痛　產後中風　遍身生癱　陰症　黄腫　癜風　絞腸痧

遍身風腫　俱姜葱湯下　小兒雞驚風　上何湯下　痰涎

陰症傷寒　○草麻子食塩合藥咬菩道　○草麻研末滚湯下　○人參黄芪湯下

○一名奪命丹　雄黄為衣　共治二百九十四症

手足疼痛　防手卜何湯下　惡寒　姜湯下

陽症寒熱　三黄酒下　惡熱　益元

大便不通　○東南桃李子文只長卷末　兵即半卜湯下

胸脹　只壳湯下

便澗　兵即陳皮湯下

傷暑　六一散調湯下

寒熱煩燥　小茴汁湯下

傷力面青黑　泥水下

血氣攻心　黄連湯下

五痲　車前子湯下

鼻血　逃菜頭汁下

大便下血　梔花黄連湯下

跌傷　当归湯下

消渴　赤小豆湯下

打傷　先煅禾藥后澄湯下

鼠狗咬　甘草湯下

尋常狗咬　黄酒下

疝氣初起　小茴香湯下

紅痲　沙糖水下

追虫取積　大黄雷丸湯下

勞傷羞損　知母麥芽楮葉湯下

痰涎帶血　火酒服一服愈

蠶後紅　生地黄湯下

箭好傷骨　酒下

塘破蜜傷　藥末敷之

被蚖蛇熱　西草湯下

砲火燒面　先用赤蜜后用砂糖合調服

外感發熱 ○姜葱湯下
中風癱瘓 ○热酒下
骨節酸痛 ○独活湯下
四時傷寒 ○姜葱湯下
恶寒做汗 ○桂尖芎苏湯下
傷寒陽盛 ○炒黑豆淋酒下
虚嗽 ○干姜阿胶湯下
轉肋 ○干姜木瓜湯下
食物起伤 ○随所伤物煎汤下
痢後腫 ○白茯苓湯下
红痢 ○黄連湯下
红白痢滞漏 ○薄荷湯下

沥氣火痛 ○肉從容湯下
白痢 ○干姜湯下
禁口痢 ○白木烏梅水調沙糖下
脾胃不和 ○热酒下
劳嗽 ○款冬花湯下
氣痛 ○木香磨水下
脐下痛 ○灯心湯下
腰痛 ○杜仲小田湯下
氣腫 ○防丰湯下
脚氣痛 ○陈皮生姜木瓜湯下
呕吐酸水 ○夹郎木瓜湯下
两肋痛 ○热酒下
热痛 ○支子湯下

虚嗽 ○干姜西交湯下
酒劳 ○甘遂苗根湯下
氣劳 ○木香湯下
脾劳 ○当归湯下
醫膜 ○木贼湯下
口痛 ○沙糖水下
牙腫 ○羌活湯下
喉疬 ○生姜丁香湯下
疮疸下 ○黄芪湯下
漏下 ○当归湯下
血熱虚 ○柴胡湯下
血虚 ○当归湯下
血枯 ○牛々湯下

月信前後 ○红花湯下
杨梅瘡 ○酒下
肾肉扳睛 ○名决明湯下
四肢無力 ○牛々湯下
脱血攻心 ○红花归尾湯下
月水不調 ○番付湯下
血崩 ○月水不調 番付湯下
閉經 ○生地湯或桃仁红花湯下
杨梅豆 ○黄連支子湯破煉連香身湯
療瘂 ○韩牧者酒破煉連香身湯下
遍身急 ○今良花湯下
喘急 ○亭力湯下
牙痛 ○姜湯或花椒湯下
破傷風 ○黄蜡湯或花椒湯下

心劳　○远智汤下
损劳　○乳香汤下
滑濡　○杏仁汤下
慢脾风　○砂仁汤下
水泻　○陈皮半生姜汤下
口磨　○黄柏汤下
头磨　○茶下
血崩　○硫黄汤下
吹奶　○嵩贝母鹿角末汤下
阳磨　○孕上兵郎半姜汤下
出汗　○蒜汁凉水调下
鹫疯　○卜荷汤下
风往　○硃砂汤下

眼赤肿痛　○陈皮汤下
羞明怕日　○京芥汤下
产后虚劳　○热酒下　井水下
产后搐　○牛夕红花汤下
胎衣不下　○班毛及半煎酒下
胎死腹中　○青蒿汤下
骨蒸劳热　○硫黄汤下　蒿
赤白带下　○石花汤下
淋痛尿不出　○速仁红花苏木香付汤下
妇人乾血　○益坒草下
产血作漏　○车前子石花汤下
淋痛流脓　○

乳痈　○鹿角末调酒
瘰疬　○皂角淡汤下
喉癣　○金花汤下
瘤瘩　○天花粉汤下先沐
流注　○白僵蚕汤下
遗精　○白术子赤半汤下
伤食　○山查汤下
痰多　○白术细汤下
鼻塞　○葱肉汤下
番胃　○枣肉汤下
重舌　○水洗吹乐末五厘

瘩不次口　○米汤下
佶核走窜　○防羊汤下
面背肿痛　○皂角汤下
沂瘩流注　○皂角淡川山甲茶花汤下
感冒发热重者　○姜三片煎则沙汤下
瘩气走痛　○莪术汤加姜汁下
两胁膨胀　○陈皮汤下
往热不识人者　○卜何汤加姜汁下
皮肤痒极　○茶白皮汤下
霍乱呕吐　○藿香汤下
酒醉呕吐　○葛根汤下
妇人小便淋漓
呕血渐盈　○

〇去邪退瘾　〇冷瀉童水直出　人參湯下

〇臭血不止　〇無名湯下腫毒　令良花湯下

〇驚風發热　茅根汁炒热三服効

〇參热驚呼　〇跌破手面月　用灵末烧酒調塗

〇夜啼吐乳　今良預湯加珠砂一分　陳根典灰淋

〇痄積腰漏　砂仁半粒何妻煎湯一分　急驚　珠砂令湏湯一或內

〇泄瀉不止　史君子肉湯下三眼効　〇玉盏府瘡用朱淋冰和盖温洗

〇耳内流膿　藥末和射入耳中　〇耳聾瘡晴　付遮湯下

〇慢脾風泄瀉　甜菜頭煎湯下三分仍用　〇閉眼鳥鼠血灰心　西草根湯下

〇大頭瘟　砂末醋調戲腫処即愈　〇陷毒破爛　清石研末數上牛膝二

〇五鹿危篤　芽委五谷虫末豆末湯下　〇盗汗　黑豆湯下

〇黄疸瘦弱　胡連川連湯下　〇坐夜癆　令良花湯下

四夫浮腫　水八湯下　〇喉蛾喉癬　令良花下先用甘草湯嗽之

治刀欣傷神方　　　　　　　　毎將灵末吹進

用淨水一碗左手擎碗右手劍訣書此八字於水上往傷処噴水三

已搯住即止漏

觀音救苦靈符

起手先念

南無救苦救難世音菩薩　三称　年請雪山大水先傳後教

一派宗師今有　人患　病命弟子書符医治手捻欽訣

書符

┌─────────────┐
勑令八水燚雷王　書雪山大水四字於內
└─────────────┘

○小兒總方　·退潮鎮驚祛風化痰止嗽　并治急驚

羗活　防丰　前头　勻勝分　八何　出退水洗去頭尾姜蚕井水漂過直炒為佳

天麻　加退火紙　吉更　甘少　咳嗽氣喘加桑杏　潮熱之甚舌有黃

胎少加茶　手足筋搐口眼喎斜加全蠍　水漂過洗凈鹽煎去豆

○治小兒慢驚　六君子湯加姜蚕蟬蜕天麻　甚則理中付子

○食積　平胃散加山查神曲

○泄瀉　平胃合五苓名胃苓　甚則理中湯

治大小便熱結用　母猪糞晒乾火燒過存性熱酒送下立效

催生才用乾辰竹編者其中間一圈取來燒灰取上三家殼拌灰以熱酒送下立産

女人血崩用三年麈棕燒灰每服三錢水酒送下立止

腦衣不下用

甘怀　桔梗　赤芍　白术　猪苓　木通　澤瀉

續嗣降生丹

此方專治婦人五臟虛損子宮冷憊不能成孕及寒熱
往來諸虛百損及治男子腎虛腰痛陽事衰弱并皆
治之服者則無不效矣

當歸二兩二分酒洗　桂心二兩二分　龍齒五分　烏藥二兩五分　益智二兩五分

杜仲二兩另　石菖蒲二兩　吳茱萸二兩五分　茯神二兩　牛膝三分

秦艽三分　細辛三分　桔梗三分　半夏三分　防風三分

白芍三分　乾薑二兩半炒　羊生川椒二兩焙　附子重一兩作二竅入砒五分濕麵裹煨熟

右為細末用糯米糊丸如桐子大每服二十九漸加至
七十九空心滾湯送下或酒塩湯皆可日進二服

牡蠣暴云米醋揚泡火煆用炭炙赤一兩醋煅研塗用焙

此藥及男子精寒不固陽事衰弱的白濁夢泄及治婦人
血虛帶下腹痛寒熱但是男女諸虛百損客熱盜汗
氣短力之面無顏色飲食少味並皆治之

種子方

明淨魚鰾膠一斤切碎炒成珠或蛤粉或陳壁土

大附子一個重一兩的頂平正無傷枝者能偏針者
不堪用切作四塊童便浸或夾薑片同好

醋煮亦可咀片酒乾

全身當歸四兩要極大者切碎酒洗炒

沙苑蒺藜四兩水洗净酒炒其色碧綠者佳紅色不堪用形似猪腰子極細小

右四味為末煉蜜為丸每服空心酒送下數不俱多少

要不感丸切感作堤蒸熟即丸得男婦同服亦要

調經為主　又方

枸杞四兩　白果生熟每　白茯苓粉半斤搗爛丸米

糊丸初服六七十丸一月之後百丸百滾湯送早服

松栢道人百補丸

治男子婦人諸虛百損滋補之藥誠無過也

黃栢每酒炒熟地黃四兩人參五分去蘆　枸杞二兩

五味二兩天門冬五分志　麥門冬五分志　白木二兩

茯苓二兩　白芍酒炒　川芎五分炒　當歸洗酒

陳皮五分去白　枳壳五分麩炒　甘草十五分　桑栢皮焙麵

黃連　姜汁炒五分　生地黃四兩

右為細末入好酒少許打麵糊為丸如菉豆大每

服六七十丸淡鹽湯空心服或溫酒送下亦可

酒藥方　　秦歸　赤芍
　　　　　丹歸　白芍
荊　　　　升麻　菜菔
麻黄　　　龍胆草　干草
菖本　　　細辛用皂角水調之牛夂

酒藥方
細辛　連翹
皂角　枝子
麻黄　羌活　防風
荊芥　白芷　紅花
秦參　术　春風　羌活
柴胡　菜菔　之

四十九歲
正二四七十一月生男　　三五八九十二月生女
酒藥方
川鳥　　　　　　楚荊　粉葛
草鳥　赤芍　甘草
肉桂　　　　秦歸
細辛　羌活　当歸
皂角　麻黄　地黄
桂枝　前苓

参酒荣草

黄茋　川烏　草烏　蒼花　加肉桂
杜仲　黄栢　黄芩　牛膝　白蔻
皂角　栀子　連蕎　水紅花
桂枝　赤芍　甘草　麻黄　荊芥
杏仁　葛根　防風　防巳
秦歸　羌活　柴胡　花粉
吳白芷　升麻　川芎　獨活

酒药方
細辛

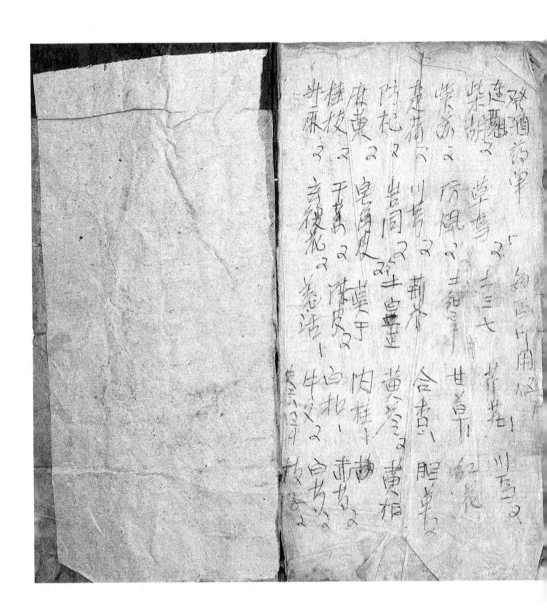

發㾬藥单

连翘2 句萄叶用仁1

柴胡2 草鸟2 荆芥1 川鸟2

紫苏2 防风2 土狗2 甘草1 红花1

十莲荷1 川芎2 荆芥 合查、胆草2

陪起2 当归2 羊皂2 黄芩2 黄柏2

麻黄2 皂角皮 肉桂1 地

桃枝2 干姜2 陈皮2 白术、赤芍2

斗麻2 青凑花2 卷活1 牛夂2 白芷2 桂枝2